青年中医临证心悟系列

解构伤寒杂病论

庄长兴　刘宁　雷应◎著

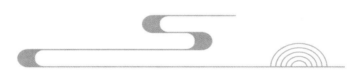

海峡出版发行集团
THE STRAITS PUBLISHING & DISTRIBUTING GROUP

福建科学技术出版社
FUJIAN SCIENCE & TECHNOLOGY PUBLISHING HOUSE

图书在版编目（CIP）数据

解构伤寒杂病论 / 庄长兴，刘宁，雷应著 . —福州：福建科学技术出版社，2023.7

ISBN 978-7-5335-7027-9

Ⅰ . ①解… Ⅱ . ①庄… ②刘… ③雷… Ⅲ . ①《伤寒杂病论》-研究 Ⅳ . ① R222.19

中国国家版本馆 CIP 数据核字（2023）第 091166 号

书　　名	解构伤寒杂病论	
著　　者	庄长兴　刘　宁　雷　应	
出版发行	福建科学技术出版社	
社　　址	福州市东水路 76 号（邮编 350001）	
网　　址	www.fjstp.com	
经　　销	福建新华发行（集团）有限责任公司	
印　　刷	福州万紫千红印刷有限公司	
开　　本	700 毫米 ×1000 毫米　1 / 16	
印　　张	13.5	
字　　数	200 千字	
插　　页	8	
版　　次	2023 年 7 月第 1 版	
印　　次	2023 年 7 月第 1 次印刷	
书　　号	ISBN 978-7-5335-7027-9	
定　　价	78.00 元	

书中如有印装质量问题，可直接向本社调换

作者简介

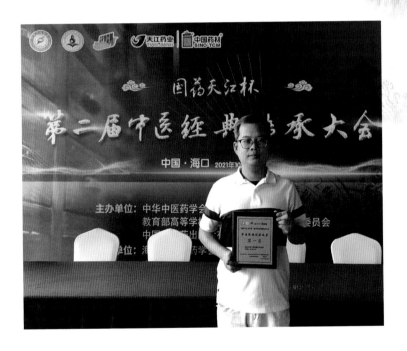

庄长兴

　　庄长兴，漳州市第二医院中医科主治医师，毕业于北京中医药大学，首批全国中医临床特色技术传承骨干人才、中医祖庭仲景智库成员。长期致力于伤寒研究，构建"二旦六经辨证"体系，扩展"六经辨证"为"十二经辨证"，擅长经方治疗皮肤病。

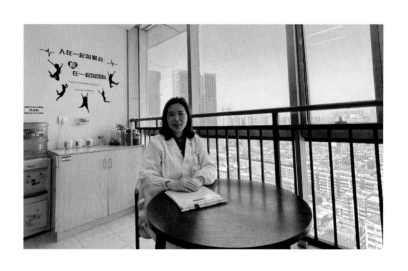

刘 宁

　　刘宁，湖南中医药大学第二附属医院副主任医师，副教授，中华中医药学会外科分会委员，中国中西结合学会周围血管病分会青年委员，中国中西医结合学会病科分会青年委员，湖南省中医药学会外治分会委员，湖南省中西医结合学会外科专业委员会委员，广东省健康管理学会压疮慢性伤口康复专业委员会委员，首批全国中医临床特色技术传承骨干人才。长期致力于外科、皮肤科的中医诊疗。

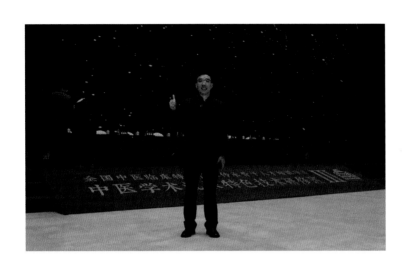

雷 应

雷应，厦门市中医院副主任医师，厦门市中医院总院推拿科负责人，首批全国中医临床特色技术传承骨干人才。历学中医骨伤、中药、针灸推拿，拜学诸多当代中医名家，勤修仲景经方医学及中医火神扶阳学、龙砂五运六气，兼修现代解剖与脊柱。擅长伤寒经方、针灸、整脊、推拿相关特色理论与技术，长期致力于颈、肩、腰腿疼痛，脊柱及四肢骨关节疾病，以及脊柱变形或脊椎错缝引发的内科疾病的诊疗。

王 序

There are a thousand Hamlets in a thousand people's eyes.

莎士比亚写作《哈姆雷特》时，肯定不会预测到对后世有如此影响力。早于莎士比亚一千多年的张仲景先生，更不会料到自己记录业医经验和体会的手稿，会成为后人顶礼膜拜的经典。

一千位中医的眼里有一千本《伤寒论》。

然而，莎士比亚心中只能有一个哈姆雷特，只会有一种剧情设定；同样，张仲景心中也只有一个太阳病，只会有一种病机描述。之所以他们被人津津乐道和顶礼膜拜，想必是他们的作品戳中了人类痛点，引发了共鸣。

无论是蛮荒时代占卜的巫师还是世代更替的普罗大众，生存和死亡都是他们需要面对和回答的问题，"To be or not to be"的灵魂拷问，契合了不同时代、不同地域的人类对当下和未来的迷惘、彷徨和不懈追求，而对生命本源和人生意义的探究是人性使然，更是人格完善和社会进步的驱动力。

所以，任何时代直面人类根本问题，并由此引发一千种观点和讨论便不足为奇，这种以代际传递展示思考和结论的过程或可称为"史诗"，而史诗的起点便成为经典。

"寒"是小冰期时代中国人血液的强烈体验，先人们还悲惨地发现，寒冷和疾病极为有默契，发自脏腑的畏寒和像火一样的发热，有时在少数个体出现，更多时候则是在一个家族、一个村落同时出现，症状可能在数日后减轻，或者会愈来愈严重并导致死亡。于是人们相信，自然界中的寒冷和人体的寒冷存在相关性，便使用"中寒""伤于寒""伤寒"等一望可知的词汇来描述病因。

无论是文献考证还是考古发现，都可以证明，经方非张仲景原创，而是在他之前的久远年代就已存在，有人指出失传的商代伊尹《汤液经》是经方的直系祖先。《伤寒论》之所以成为经典，恐怕不仅仅是因为其是可追溯的最早著作。

对于古人而言，人体是一个暗箱，他们借助天人感应的世界观，将自然物候的过与不及作为输入参数，将寒、热、痛、汗、烦、呕、泻之类可感知的症状作为输出结果，从而推导暗箱内的奇妙变化。中医药诊治思维大约就是按照此种逻辑链推导、试错、修正和沉淀的。

以当下的医学水平，即使掌握比张仲景时代更全面、更完善的疾病知识，我们也不得不承认，无论感染何种病原体，无论机体经受何种病理过程，寒、热、痛、汗、烦、呕、泻之类的临床症状总是屡见不鲜，我们更应当承认，医学不应仅是疗愈疾病的技术，更应是关注和缓解人类形神痛苦的人性之爱。

"观其脉证，知犯何逆，随证治之"所代表的《伤寒论》核心精髓清晰无误地昭示了，在真实世界中对疾病进行抽丝剥茧和系统重构的方法，而在张仲景之后的一千八百年，这种具有高度启发性的思维方式仍然具有强大的吸引力和鲜活的生命力，仍然值得医者细细揣摩和不懈探究。

对经典持续探索的一个最重要目的是解决当下问题，但还原经典论述的内在逻辑应当成为所有讨论的起点。虽然我们几乎不可能完全揭示张仲景的本意，但并不妨碍本书作者对《伤寒论》和《金匮要略》旁征博引地解读和重构。

我对本书作者的初次印象来自其在中医药顶级刊物《中华中医药杂志》发表的一篇论文，作者试图将《伤寒论》和《金匮要略》中的知识置于更为宏大的历史背景下，将札记式的条文与彼时医学知识和认知方式予以勾连和评述。本书中相当篇幅的内容，承续了论文中的观点和方法，至少于我而言，这种维度的经典探索方式有眼前一亮的欣喜，也让我产生了在临床中实践的冲动。

通常旁人作序时，一般都需要大篇幅溢美文字夸赞作者。然而我觉得，无论是阅读理解经典著作还是本书，透过篇章文字背后思考作者的"心思""心机"和"心愿"才有可能获益。

因为我有从不鞭策快马的习惯，所以自然不会写鼓励作者之类的虚言。我大约只会隐晦地表达十分期待作者能保持如此的好奇心、探索心和忍耐力的希望，即使是在周遭无人和孤独夜行的境况之下。我想，快马也会这么想的。

祝各位阅读愉快和深读有获。

王挺

于南京市中医院

2022 年 4 月 10 日

王挺

王挺，主任医师，硕士生导师，教授，全国中医临床特色技术传承骨干人才项目班主任，南京中医药大学附属南京中医医院神志病科主任、中医经典病房主任、金陵名医馆主任，金陵医派中医药研究中心主任，兼任中华中医药学会学术流派传承分会副主任委员。

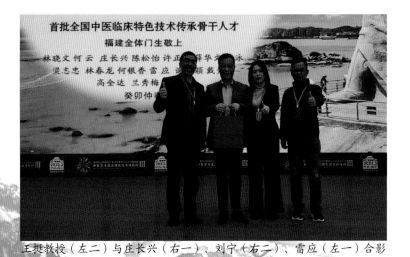

王挺教授（左二）与庄长兴（右一）、刘宁（右二）、雷应（左一）合影

自　序

众所皆知，《伤寒杂病论》在后世的流传中，被人为分为《伤寒论》和《金匮要略》二书。传统观点认为，《伤寒论》主要论述外感热病，《金匮要略》主要论述内伤杂病，故《伤寒论》采用六经辨证体系，《金匮要略》采用脏腑辨证体系。

《伤寒杂病论》成于乱世，历经兵燹，在流传过程中，难免存在错简、脱失，前后不连贯，方证不相符，再经过王叔和、孙思邈等历代医家编撰，已难窥原书旧貌。有鉴于此，本书尝试打破藩篱，将《伤寒论》《金匮要略》二书的条文全部"分解"，原书方剂全部剥除，再逐条编排、重构，条分缕析，解而构之，故名为《解构伤寒杂病论》，力求融合六经辨证与脏腑辨证两种辨证体系，还原仲圣理论体系之全貌。

全书分为三篇，上篇为总论，主要对一些概念及常见的误区进行辨析，包括六经本质观、病证症脉观、半表半里观及经方药录等，为后面方证条文的学习打下基础。中篇为"二旦六经辨证"，原名为"伤寒辅行录"（共100条文、112方），提炼方证精华，构建"二旦六经辨证"体系，遵循外感疾病"皮表→经络→脏腑"的传变顺序，重点论述表证如何传入经络的过程，并新增阳旦汤方证和阴旦汤方证，在传统的六经辨证体系基础上，形成二旦六经辨证体系。下篇为"十二经辨证及卒病、内伤杂病证治"将《伤寒论》《金匮要略》二书的条文全部打乱，整合外感病与内伤杂病，并根据五脏六腑的脏象理论和发病特点进行编排，同时每个脏腑都遵循"表证→经热证→脏虚证／腑实证"的发病规律进行演绎，从而将六经辨证与脏腑辨证进行融合，形成"十二经辨证"体系，辅以卒病、妇人病、男子病、杂病等篇，以试图探析和重构《伤寒杂病论》原貌。

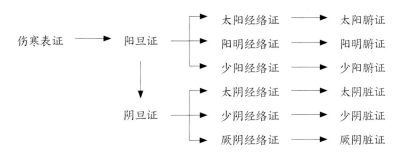

二旦六经辨证体系

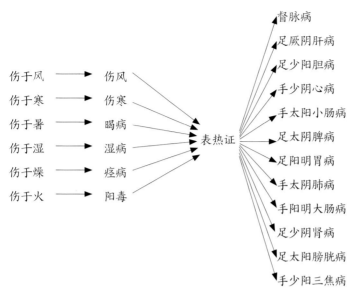

十二经辨证体系

　　需要指出的是，中篇内容的创新性较强，有近1/3的方剂是新创的；下篇的条文或引用仲景条文原文，或在仲景条文原文基础上结合作者临证心得有所修改发挥，并加以解析。中篇重点在于提炼方证精华以便于学者初窥《伤寒论》概貌；下篇试图从临床角度重构《伤寒杂病论》以便于其应用。同时，由于两篇是两套辨证体系，故两篇存在同一方名的方剂组成和同一组成的方剂方名有些许差异的情况，如麻黄汤、白虎汤等，需要读者领悟体会、取舍应用。文中所录条文原文主要以通行本《伤寒论》和《金匮要略》为参考，并在此基础上进行发挥和演绎；为方便读者对照《伤寒论》和《金匮要略》

原条文，仿两书，统一以"两"为计量单位；本书侧重于条文的临床应用，也为方便读者阅读，条文所涉异体字、通假字、繁体字、古今字等均径改，不出注。

　　本书所发挥演绎内容均为著者个人观点，限于著者水平，错误在所难免，权当抛砖引玉，求正于方家。在本书成书之前，著者曾将中篇内容在微信公众号及其他网络平台进行分享，收到了不少网友的宝贵意见，网友们的鼓励是作者成书的动力。本书三位作者都是首批全国中医临床特色技术传承骨干人才培训项目甘草班学员，此次成书得到了该班班主任王挺教授的指导，并慷慨赐序，在此表示感谢！同时以此书献礼全国中医临床特色技术传承骨干人才培训项目！

著者

2023 年 1 月

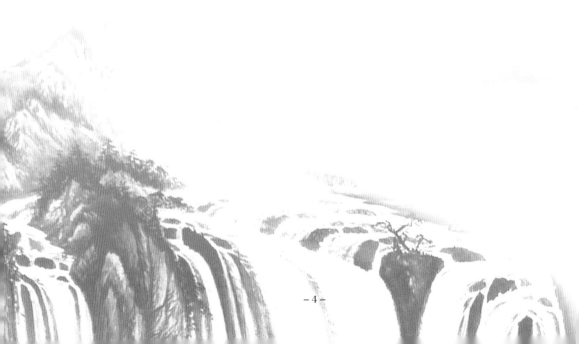

目 录

中篇 二旦六经辨证

下篇 十二经辨证及卒病、内伤杂病证治

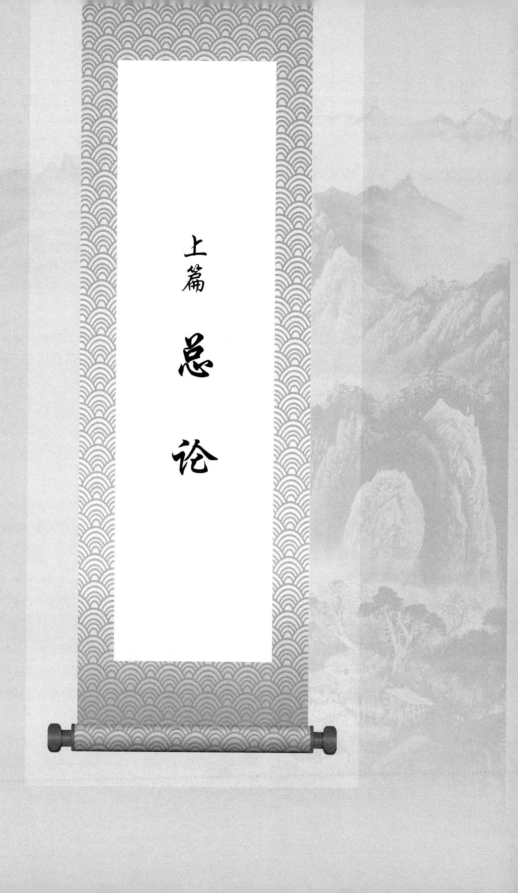

上篇

总论

第一节 《伤寒杂病论》的成书与流传

　　《伤寒杂病论》为中医四大经典之一，由东汉末年张仲景所著。张仲景，名机，字仲景，河南南阳人。相传张仲景曾任长沙太守，每每堂上办公时逢百姓前来求医，便在大堂之上切脉应诊，这就是"坐堂中医"的由来。鉴于张仲景在医学上作出的突出贡献，后世尊其为"医圣"。

　　东汉末年，战乱四起，瘟疫频发，张仲景自述"建安纪年以来，犹未十稔，其死亡者，三分有二，伤寒十居其七"，其家族竟有超过一半人口死于伤寒！有感于此，张仲景发奋学医。

　　《伤寒杂病论》这个书名，确切地说，应该是《伤寒卒病论》。该书主要论述外感病，外感病即感受外邪而发生的疾病，它包括两种情况：外邪客表而形成的以"发热"为主证的疾病，称为"伤寒"（伤寒即为"外感热病"的统称）；外邪直中于里而不发热（或不以发热为主证）的疾病，其病比较迅疾，故称为"卒病"（包括中风、中寒、中湿、中暍等）。把"伤寒"和"卒病"合在一起，就是书名《伤寒卒病论》的由来。因"卒"与"杂"的古体字较相似，在后世的流传中，以讹传讹《伤寒卒病论》逐渐被写成了《伤寒杂病论》，并沿用至今。

　　张仲景在《伤寒杂病论》自序中明言："撰用《素问》《九卷》《八十一难》《阴阳大论》《胎胪药录》并《平脉辨证》，为《伤寒杂病论》合十六卷"，可知《伤寒杂病论》和《黄帝内经》《难经》等书是一脉相承的，但《黄帝内经》《难经》有论无方（《黄帝内经》仅有十三方），因而可以推测，《伤寒杂病论》中的经方主要来源于《胎胪药录》。《胎胪药录》具体是何书，已不可考，或许是《汤液经》的某个传本。张仲景最伟大之处，在于根据《黄帝内经·素问·热论》三阴三阳理论，将《胎胪药录》中的经方按照三阴三阳（后文亦称"六经"）进行编撰，完美地将医经和经方整合在一起，开启了中医辨证论治的先河。

　　《伤寒杂病论》成于乱世，书成后即罹逢战火，流散不全，幸得晋太医令王叔和搜集整理，将《伤寒杂病论》中论述伤寒的内容撰次编成《伤寒论》，并将《伤寒杂病论》其余内容散编于《脉经》中。

王叔和《伤寒论》成书后，受限于当时的历史条件（印刷术尚未发明），该书主要在小部分医家手中秘藏，唐代孙思邈求之不得，发出了"江南诸师秘仲景要方不传"的感慨，直到其晚年才寻获这部书，并将其全文收录于《千金翼方》中，这就是传世的《唐本伤寒论》。

五代十国时期，社会重新陷入动荡，江南诸师秘藏的《伤寒论》，有一传本辗转流落到荆南节度使高继冲手中。宋兴后，高继冲献《伤寒论》于宋廷，宋太宗将其收录于《太平圣惠方》。宋仁宗时，朝廷下令大修医书，成立校正医书局，根据府库藏书整理出《伤寒论》与《金匮要略方论》，前者论述伤寒，后者论述杂病，此后该版本即成为后世通行本《伤寒论》《金匮要略》。之所以称为通行本《伤寒论》，是因为当时校正医书局还校正有《金匮玉函经》，此亦为《伤寒论》另一版本，但该书并未广为流传，直到清代才得以重刊。

《伤寒杂病论》的流传历经坎坷，几经编撰，难免断章残简，已无法窥探其全貌。明清时期，医林开始出现错简论，尤以《医宗金鉴》为代表，对通行本《伤寒论》《金匮要略》提出了诸多错简、存疑新论，对后世研究仲景医学体系有一定的启发。

《伤寒杂病论》问世后，迄今近 2000 年，历代医家均奉其为经典，称其为"方书之祖"，其创立的"六经辨证"仍为目前中医领域最实用的辨证体系。据不完全统计，截至清末，注解《伤寒证》《金匮要略》的医家不下 300 家，各家都尝试从不同的角度去揭示伤寒"六经"的本质，百家争鸣，各擅胜场，从而形成了一门"伤寒学"，于今又兴起了一股"经方热"。

第二节 《伤寒杂病论》疾病观

天有六气，发为六淫，感冒则害人。《金匮要略》云："千般疢难，不越三条。一者，经络受邪入脏腑，为内所因也；二者，四肢九窍，血脉相传，壅塞不通，为外皮肤所中也；三者，房室、金刃、虫兽所伤。以此详之，病由都尽。"张仲景将病因归为三类：外因、内因和不内外因，开启了后世"三因学说"的先河。

笔者认为经络受邪为外皮肤所中，四肢九窍，血脉壅塞不通为内所因。外因是由于感受六淫邪气（风邪、寒邪、暑邪、湿邪、燥邪、火邪）而得，其发病规律是"邪中皮肤→传入经络→入舍脏腑"，与《素问·皮部论》（为《黄帝内经·素问》"皮部论"篇的略写，全书同此）所载的"邪客于皮则腠理开，开则邪入客于络脉，络脉满则注于经脉，经脉满则入舍于腑脏"高度契合，都揭示了外感病的传变规律——表→经络→脏腑。外感病由表入里的发病过程可分为表证、经络证、脏腑证三个阶段。

内因是由于气血运行不畅，导致血脉壅塞，脏腑功能失常，这与现代中医理论将内因归于情志（怒则气上、喜则气缓、思则气结、悲则气消、恐则气下）或饮食（饮食不节、内伤脾胃）略有出入，但张仲景侧重于阐述内因的发病机制，是更高层次的总结。

外因引起的疾病称为外感病，内因引起的疾病称为内伤病。相较而言，外感病的发病率要远远高于内伤病的发病率。《素问·生气通天论》云"风者，百病之始也"，宋代校正医书局孙奇、林亿等人在新校正《伤寒论》"序"中发出感慨"百病之急，无急于伤寒"，都一致道出了外感病的主导地位，这也是在现今我们仍要致力于研究《伤寒杂病论》的原因。

根据三因理论，张仲景提出了防治原则："人禀五常，因风气而生长，风气虽能生万物，亦能害万物，如水能浮舟，亦能覆舟，若五脏元真通畅，人即安和。客气邪风，中人多死……若人能养慎，不令邪风干忤经络，适中经络，未流传脏腑，即医治之，四肢才觉重滞，即导引、吐纳、针灸、膏摩，勿令九窍闭塞；更能无犯王法、禽兽灾伤，房室勿令竭乏，服食节其冷、热、苦、酸、辛、甘，不遗形体有衰，病则无由入其腠理。"其观点强调防胜于治，未病先防。张仲景尤其重视治未病思想——"夫治未病者，见肝之病，知肝传脾，当先实脾，四季脾旺不受邪，即勿补之。中工不晓相传，见肝之病，不解实脾，惟治肝也"。正如《素问·四气调神大论》所云："夫病已成而后药之，乱已成而后治之，譬犹渴而穿井，斗而铸锥，不亦晚乎？"

第三节 关于病脉证治

　　《伤寒杂病论》的著书体例，每篇篇首都冠以"辨……病脉证并治"，古时并无"症"字（有"癥"字），故古人常"证""症"混用。实际上，证和症还是有区别的，"症"指症状，指病人因患病而表现出来的异常体征，如发热、头疼、流涕等；"证"指证候，指由多个症状归纳总结出来的疾病特殊类型，如阳虚证、表实证、桂枝证等。通常情况下，证候＝症状＋脉象，也就是说，证是症和脉的结合（症和脉是并列的），例如，我们谈到桂枝证时，就是指的"发热、汗出、恶风、脉缓"，其中"发热、汗出、恶风"属症状，"脉缓"属脉象。只有症状和脉象都具备了，才可以归纳出相应的证候。

　　病，即疾病，是一系列具有关联的证候的集合，比如伤寒太阳病，可分为太阳表证、太阳经证、太阳腑证等，虽然都是伤寒太阳病，但不同证候宜采用不同的方法来治疗，这就是同病异治。而不同的疾病可以出现相同的证候，故不同的疾病可以使用相同的方法或方剂来治疗，如消渴可用肾气丸治疗，女劳疸亦可用肾气丸治疗，此即异病同治。

　　明白了"病—证—症"的包含关系，就可以得出如下结论："辨……病脉证并治"当作"辨……病脉症并治"或"辨……病证治"，先辨病，然后辨证，最后论治。

第四节 六经的本质

《伤寒杂病论》中并无"六经"的提法，这是后世归纳出来的《伤寒论》辨证体系——六经辨证。严格意义上来说，《伤寒论》是以阴阳为纲的，将阴阳细而分之，就是三阴三阳。《伤寒论》以三阴三阳为纲，这明显是受《素问·热论》所影响的。《素问·热论》云："伤寒一日，巨阳受之，故头项痛，腰脊强；二日阳明受之，阳明主肉，其脉挟鼻络于目，故身热目疼而鼻干，不得卧也；三日少阳受之，少阳主胆，其脉循胁络于耳，故胸胁痛而耳聋……四日太阴受之，太阴脉布胃中络于嗌，故腹满而嗌干；五日少阴受之，少阴脉贯肾络于肺系舌本，故口燥舌干而渴；六日厥阴受之，厥阴脉循阴器而络于肝，故烦满而囊缩。"《伤寒论》中也有"伤寒一日，太阳受之"之类的表述，且《伤寒论》中三阴三阳的排列顺序也与《素问·热论》中三阴三阳的排列顺序相同，可见，《素问·热论》是《伤寒论》的理论之源，而《伤寒论》是对《素问·热论》的继承和发展。《素问·热论》以三阴三阳为纲，则《伤寒论》也当以三阴三阳为纲。

关于"六经"的本质，自宋代朱肱提出"六经"为经络后，历史上关于"六经本质"的争论就一直没有停息过，而且愈演愈烈，先后有过经络说、气化说、症候群说、经界说等，至今尚无定论。正所谓天下本无事，庸人自扰之，笔者认为明明没有"六经"这个概念，却偏偏要造出这么一个名称，然后再对之争论不休，实在多此一举。如果一定要提"六经"，那么只能说"六经"其实就是三阴三阳中的经络部分而已。三阴三阳的含义要比"六经"更为宽泛，三阴三阳是六个各自包含皮表、经络、脏或腑的不同分部，其经络部分可称为"六经"。

不难发现，《素问·热论》中论述的三阴三阳证候，其实是三阴三阳的经络证（确切地说，应该是热入经络后形成的"经热证"），而《伤寒论》是对《素问·热论》的继承和发展，其所论述的"六经"自然也不能脱离经络的范畴。前文提过，一个外感病的完整过程应包括邪在皮表、邪在经络、邪在脏腑三个阶段，《素问·热论》论述外感热病仅停留于"邪在经络"的阶段，而未再深入研究。张仲景不仅继承了《素问·热论》的三阴三阳经络证理论，还深入研究了三阴三阳经络证的发展与转归，提出了"邪入脏腑"的诸多方证，完善了三阴三阳脏腑证，补充了《素问·热论》的不足。

综上所述，《伤寒论》中的三阴三阳是包括经络在内的，《伤寒论》中没有"六经"这个提法，如果一定要提"六经"，那么"六经"就是三阴三阳中的经络部分而已。

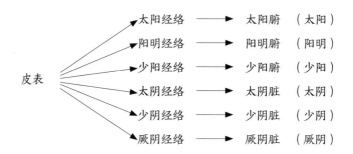

时代在发展，医学也在进步，张仲景将三阴三阳经络证扩展到三阴三阳脏腑证，已足以彪炳千秋！在将近 2000 年后的今天，我们也完全可以尝试将"六经辨证"推演为"十二经辨证"，也算是"继往圣之绝学"了，诚如张仲景所言，"若能寻余所集，思过半矣"！

第五节　关于半表半里

如前所述，伤寒的传变是按照"表证→经热证→脏腑证"三段式过程，三阴三阳之间并列平等，并无先后、主次之分，因此，也就不必按照"太阳→阳明→少阳→太阴→少阴→厥阴"的顺序来依次传变。验证于临床，也没有见过伤寒病依次传遍六经的。换言之，三阴三阳六病其实是六种相同来源（表热）、不同转归的疾病，其传变和转归取决于患者的体质。

三阴三阳之间是并列的，相互之间可以有联系，但并无必然的、绝对的联系，不存在"太阳主表、阳明主里、少阳主半表半里"。表证属表，脏腑证属里，而经络证则介于表证和脏腑证之间，所以，三阴三阳的经热证都可以算是半表半里，少阳经热证当然也属半表半里。我们可以说少阳病有半表半里证，但不能说半表半里证就是少阳病，因为太阳病、阳明病、太阴病、少阴病、厥阴病也都有半表半里的经热证。举个例子，我们可以说凳子有四条腿，但我们不能据此就说四条腿的都是凳子。

第六节　表证当为督脉病

　　表证是三阴三阳所共有的，并非单独属于太阳病，那么表证是人体哪个部位或系统发病而形成的？要知道，《伤寒论》虽然以三阴三阳为纲，但三阴三阳并不能完整地统赅整个人体，有些部位比如奇经八脉、比如奇恒之腑就无法用三阴三阳来统括。

　　能形成三阴三阳共有的表证的脏腑或经脉，需要具备如下特征：①能发为表证；②但发为表证（即不能入里形成脏腑证，也就是没有相对应的发病脏腑）。因此，要形成表证，至少必须满足以下三个条件：①部位：位于体表，故能发为表证；②功能：为诸阳主气，故能先于三阴三阳发病；③形态：无相应的发病脏腑，故能保证为三阴三阳所共有。

　　显而易见，能满足这三个条件的只有督脉而已。督脉总督诸阳，主一身之表，卫外而为固，所以感邪后"能发为表证"；督脉并无相应的脏腑，不能像三阴或三阳那样发展成里实证或里虚证，所以"但发为表证"。《素问·热论》云："巨阳者，诸阳之属也，其脉连于风府，故为诸阳主气也。"风府为督脉上的穴位，可见，为诸阳主气的是督脉。综上所述，表证当为督脉病。

　　明白了表证属督脉为病，也就不难理解"太阳蓄血证"了。太阳蓄血，蓄于下焦，这是大家都知道的，但是具体蓄于下焦什么地方，却从来没有说明白的，以致有蓄于膀胱说、蓄于肝脏说、蓄于冲脉说等的争论。其实，只要弄清楚"表证属督脉为病"，就可以弄清楚太阳蓄血的具体部位。表证属督脉为病，《伤寒论》云"太阳随经，瘀热在里"，其实就是表热随督脉循经入里。督脉源于胞中，与任脉、冲脉同源，表热循督脉入里后，蓄于胞中。其中，任主血室，冲为血海，所以邪热内入胞中，与血互结，就形成蓄血证；督脉入脑，所以蓄血证多见有情志症状，如发狂、如狂等。

　　张景岳注《素问·气厥论》云："胞，子宫也，在男子则为精室，在女子则为血室"。可见，太阳蓄血证就是血热蓄于胞中。因为胞中在男子属精室，在女子属血室，分属不同部位，所以张仲景有"膀胱""少腹"等比较隐晦、不确切的说法。男子和妇人都可发生"太阳蓄血证"，只不过妇人蓄血证另有一个"热入血室"的病名而已。

第七节　合病与并病

正如前文所言，三阴三阳即六个由皮表、经络、脏腑组成的相对独立的系统，三阴三阳相互之间地位并列平等，并无先后主次之分，可各自为病，也可同时得病或先后得病：两经同病为并病，多经同病为合病。明白了这个道理，就很容易搞清三阴三阳的排序问题了。

历史上关于三阴三阳的排序问题就如同"六经本质"的争论一样，到现在也没有定论，其中最主要的就是少阳的排列位置争议最多。有人认为太阳为三阳，阳明为二阳，少阳为一阳，因此三阴三阳的排序应遵从《伤寒论》原文；也有人认为太阳主表，阳明主里，少阳主半表半里，因此少阳应该位于太阳与阳明之间……其实，这些争论都是没必要的。

三阴三阳并列平等，邪之所凑，其气必虚，哪个脏腑经脉气虚，则邪气就先传入该脏腑经脉，如阳明气虚则邪气可不经过太阳而直接传入阳明，少阴气虚则邪气可直接越过三阳而传入少阴，并不一定遵循"太阳→阳明→少阳→太阴→少阴→厥阴"的传变顺序。归根到底，这是与人的体质相关的。《伤寒论》之所以按太阳病、阳明病、少阳病、太阴病、少阴病、厥阴病排序，只不过是沿袭《素问·热论》的排序罢了。

第八节　正病、奇病与坏病

　　《伤寒论》全书共有近400条方证条文，如果按发病过程来分，可以分为"未经误治"和"曾经误治"两部分，其中未经误治的伤寒病可称为"伤寒本病"（可分为"正病"与"奇病"），相对而言，误治后产生的变证可称为"坏病"。《伤寒论》中关于坏病的条文共有129条，约占全书的1/3左右，可以这么说，《伤寒论》其实用了很大的篇幅来论治坏病。

　　人有五脏六腑，复有奇恒之腑；脉有正经十二，复有奇经八脉。奇者，异常也。其在伤寒，平人感邪，在表化热，传入六经，发为六病：太阳病属膀胱、阳明病属胃（大肠）、少阳病属胆、太阴病属脾、少阴病属肾、厥阴病属肝，此为"正病"；若虚人患伤寒，或伤寒传心、传肺、传小肠、传三焦、传督脉入胞中者，皆不属三阴三阳正病，故名为"奇病"。

　　伤寒正病与奇病，皆感邪后自然传变而成，非因误治而得。若伤寒误治（误汗、误下、误吐、误用温针火劫等）而生变证者，则称坏病。误汗容易伤阳，或伤心阳（发为心悸），或伤肾阳（发为恶寒）；误下易伤脾胃，伤脾则洞泄，伤胃则发为痞或结胸，宜观其脉证，知犯何逆，随证治之。

　　凡学伤寒者，先学正病，复学奇病，然后知坏病，见多才能识广，融会方可贯通，庶可以见病知源，知常达变。

第九节　如何论治伤寒病

论治任何疾病，其实最主要的就是整体把握其病位与病性，病位有在表、在经、在脏腑之分，病性则有寒、热、虚、实之别。

对于伤寒病来说，伤寒即外感热病，外邪先在表化热形成表热证后再传热入里。表热传入六经经络后，则形成六经经热证；太阳经热证以头项强痛为主症，阳明经热证以身热汗出、恶热为主症，少阳经热证以口苦咽干而目眩为主症，太阴经热证以腹满时痛、下利为主症，少阴经热证以咽痛、心中烦不得眠为主症，厥阴经热证以便脓血为主症。六经经热再循经入里，入舍脏腑，其中三阳属腑，热入于腑则发为腑实证，三阳腑实证皆为热证；而三阴属脏，热入于脏则发为下利，久利不止则正气随下利而虚脱，发为脏虚证，三阴脏虚证皆为寒证。

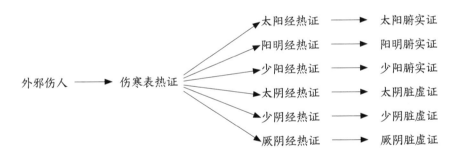

综上，表证、三阴三阳经热证及三阳腑实证阶段，病性都属热，只有三阴脏虚证时才属寒。三阳腑实证都属实，而三阴脏虚证则都属虚。我们要做的其实只是定位问题而已。病性与病位都把握住了，治伤寒病又有何困难呢？

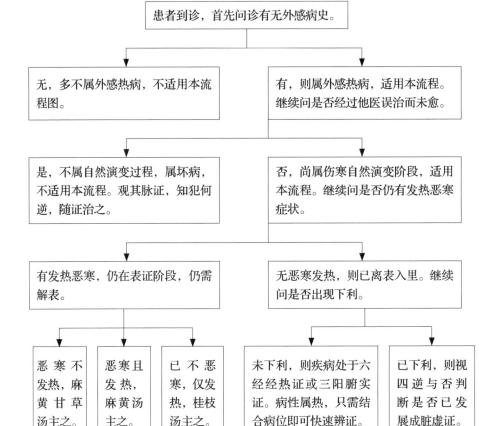

患者到诊，首先问诊有无外感病史。

无，多不属外感热病，不适用本流程图。

有，则属外感热病，适用本流程。继续问是否经过他医误治而未愈。

是，不属自然演变过程，属坏病，不适用本流程。观其脉证，知犯何逆，随证治之。

否，尚属伤寒自然演变阶段，适用本流程。继续问是否仍有发热恶寒症状。

有发热恶寒，仍在表证阶段，仍需解表。

无恶寒发热，则已离表入里。继续问是否出现下利。

恶寒不发热，麻黄甘草汤主之。

恶寒且发热，麻黄汤主之。

已不恶寒，仅发热，桂枝汤主之。

未下利，则疾病处于六经经热证或三阳腑实证。病性属热，只需结合病位即可快速辨证。

已下利，则视四逆与否判断是否已发展成脏虚证。

伤寒诊疗流程图

第十节 伤寒秘钥——经方药录

凡药，大抵色青者入肝与胆，色赤者入心与小肠，色黄者入脾与胃，色白者入肺与大肠，色黑者入肾与膀胱。

凡药，寒凉可清热，温热可祛寒，性平者得气之中。

凡药，酸则能敛，苦则能泄，甘则能补，辛则能散，咸可软坚。

夫寒客于表则腠理闭，麻黄主之。腠理闭则郁热：①热在腠理者，桂枝主之；②热在皮者，石膏主之；③热在肉者，知母主之；④热在筋骨者，薏仁主之；⑤热在经络者，芍药主之；⑥热在头面者用竹叶；⑦热在咽喉者用升麻。热在五体，治不及时，循经入里，则不消矣：①热入胃者，黄连主之；②热入脾者，黄芩主之；③热入小肠者，黄柏主之；④热入大肠者，丹皮主之，其热结大肠者，大黄主之；⑤热入膀胱者，滑石主之；⑥热入肺者，石膏主之，其热结于肺者，葶苈主之；⑦热入心者，栀子主之；⑧热入肾者，泽泻主之；⑨热入肝者，茵陈主之；⑩热入胆者，柴胡主之。

其寒中经络者，乌头主之；寒中脏腑者，蜀椒主之。邪之所凑，其气必虚：①肝阳虚者，吴茱萸温之；②心阳虚者，桂枝温之；③脾阳虚者，干姜温之；④肺阳虚者，细辛温之；⑤肾阳虚者，附子温之。

须知外邪解者方可言补：①元气虚者，人参主之；②卫气虚者，黄芪主之；③宗气虚者，炙甘草补之；④津虚者，栝楼根主之；⑤营虚者，芍药益之；⑥血虚者，当归补之。五脏偏嗜，各有所宜：①肝虚者，羊肉补之；②心虚者，小麦主之；③脾虚者，大枣主之，胃虚者，粳米主之；④肺虚者，麦冬主之；⑤肾虚者，地黄补之。久病则形赢：①其气不足者，补以饴糖；②血不足者，补以阿胶；③精不足者，补以鸡子黄。补虚常宜敛精：①心神涣散者，龙骨主之；②肝不藏魂者，酸枣仁主之；③脾失固摄者，赤石脂主之；④肺气失司者，五味子主之；⑤肾精遗泻者，山茱萸主之。

更有气血津液乖舛诸证：①其气滞者，枳实主之；②血瘀者，桃仁主之；③形瘀者，䗪虫或水蛭主之。三焦不利，则水气泛滥：①水停下焦者，茯苓主之；②水满中焦者，白术主之；③水溢上焦者，猪苓主之；④水达颠顶者，泽泻主之；⑤水漫三焦经隧者，甘遂主之；⑥水泛皮毛者，防己主之。

若夫半夏宣肺止咳，生姜宣胃止呕，杏仁降逆平喘，龙牡止悸定惊，麻仁润肠通便，艾叶暖宫温经，乌梅生津止渴，姜枣扶正，甘草和中，皆随症加减可也。

性味归经检索表

	青	赤	黄	白	黑
酸		山茱萸、五味子、酸枣仁			乌梅
苦	柴胡、竹叶、茵陈蒿	芍药、葶苈子、栀子、代赭石	苍术、知母、大黄、枳实、厚朴、黄芩、黄连、黄柏、大戟、竹茹	杏仁、桃仁、甘遂、栝楼根、牡丹皮	王不留行
甘		炙甘草、赤石脂、龙骨	甘草、大枣、泽泻、人参、饴糖、鸡子黄、当归、麻子仁、小麦、黄芪	茯苓、滑石、葛根、麦冬	猪苓、地黄、阿胶、升麻、冬葵子
辛	吴茱萸、艾叶	桂、蜀椒	麻黄、细辛、干姜、生姜、防己、贝母、芫花、桔梗	石膏、半夏	附子、乌头、川芎
咸	旋覆花（金沸草）		旋覆花、鳖甲	芒硝、牡蛎	水蛭、䗪虫、豆豉

注：楷体字者为温热药，黑体字者为寒凉药，宋体字者为平味药。

中篇

二旦六经辨证

第一章　伤寒整体观
——二旦六经辨证概貌

在《总论》中已提及，外邪伤人主要包括邪客于皮、邪注经络、邪舍脏腑三个阶段。邪客于皮，则腠理闭，汗不得出，郁而化热，发为表热证；表热内传，注于六经，则发为六经经热证；经热不消，循经入里，内舍脏腑，则发为脏腑证。如下图表示：

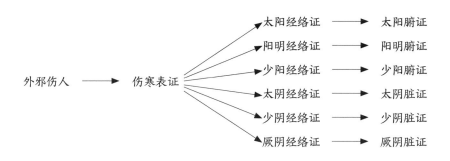

表证属督脉病，不属于太阳病所特有，而是三阴三阳所共有，那么，表证如何传入经络而发为经络证？

外邪伤人后，必先在体表化热形成表热证，然后才能传热入里，六经传变过程中传递的是"热"，而非风寒等邪。伤寒传变皆由表，六经传授均为热。

《伤寒论》第4条云"伤寒一日，太阳受之……颇欲吐，若躁烦，脉数急者，为传也"，第5条云"伤寒二三日，阳明少阳证不见者，为不传也"，第384条云"今是伤寒，却四五日，至阴经上，转入阴必利"，据此可以推断，当表证出现"躁烦脉急"的征兆时，就提示伤寒发展到了"表热即将内传入里"的特殊阶段，这个特殊证候介于表证与经络证之间，这就是《伤寒论》中的"阳旦证"，理由如下：①旦字从文字象形分析，从日从一，寓意太阳刚从地面升起，故可引申为"初始""苗头""征兆"之意；②历代医家多认为阳旦证就是桂枝证，阳旦汤就是桂枝汤，如果真是这样，以张仲景治学之严谨，何必制造两个概念给后学造成误解？但这也恰恰说明，阳旦证和桂枝证确实是非常接近的两个证候，表证（桂枝证）出现"躁烦脉急"（提示疾病有内传的趋势）时就形成了阳旦证。同理，根据《伤寒论》第384条"至阴经上，转入阴必利"可以推断，当表证出现"下利"时就说明表证将要传入三阴经，在表证即将传入三阴经而又未传入三阴经的特殊证候，我们可以将之称为阴旦证。

如前所述，表证欲传热入里时，出现"躁烦脉急"而无"下利"者，则说明表证欲传入三阳经（此时称为阳旦证）；若"躁烦脉急"且"下利"时，则说明表证欲传入三阴经（此时称为阴旦证）。阳旦证传入三阳，也可以转为阴旦证后传入三阴。如此，伤寒的传变可以在传统的六经辨证基础上，加上阴旦证、阳旦证，形成二旦六经辨证体系，如下图所示：

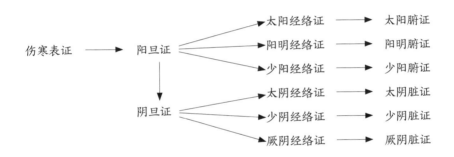

分析完伤寒的传变规律，下面再探讨伤寒的证治。

伤寒表证形成后，症见头痛、发热、汗出、恶风（《伤寒论》第13条），治疗用桂枝汤；而阳旦证是表证兼见"躁烦脉急"，故治疗仍可选用桂枝汤（躁烦者可以加用针刺风池、风府）。至于阴旦证的治疗，《伤寒论》未给出方药，但是顾名思义应该用阴旦汤，《千金要方》《外台秘要》均保存有阴旦汤方证，其组成为桂枝汤加黄芩三两而成。阴旦证为表证兼见"下利"（热利），因此治疗阴旦证用桂枝汤加泄热止利的黄芩，非常合拍。

表热传入六经经脉，先发为经热证，六经各随经络循行部位的特异性而发为不同的经热证；经热再循经入于脏腑，则发为脏腑证。其中，三阳属腑，腑主泻而不藏，邪热客之则功能失常，反藏而不泻，发为腑实证；三阴属脏，脏主藏而不泻，邪热扰之，则功能失常，反泻而不藏，发为下利，若久利不止，热随利去，正气亦随下利而虚脱，最终发为脏虚证。具体到六经的证治，列举如下。

太阳病：阳旦证初传入太阳经时，在表证的基础上兼见项背强几几者，此时可与阳旦汤加葛根（张仲景有桂枝加葛根汤）。如果不及时治疗或治不得法，邪热循经入于膀胱，膀胱气化功能失常，则出现小便不利、少腹满，口渴，此为太阳经热证，可与五苓散。若邪热全部传入膀胱，无表证，小便不利、心烦而失眠者，此为太阳腑实证，可与猪苓汤。

阳明病：阳旦证初传入阳明经时，在表证的基础上兼见目疼鼻干者，此时可与阳旦汤加石膏（张仲景有桂枝汤加白虎）。如果不及时治疗或治不得法，邪热循经入于阳明经，出现身大热而口大渴，不恶风反恶热，脉洪大者，此为阳明经热证，可与白虎汤。若邪热循经入于胃家，出现大便干结、腹满痛，此为阳明腑实证，可与承气汤下之。

少阳病：阳旦证初传入少阳经时，在表证的基础上兼见口苦咽干目眩，此时可与阳旦汤加柴胡（张仲景有柴胡桂枝汤）。如果不及时治疗或治不得法，邪热循经入里，出现胸胁苦满，心烦喜呕，此为少阳经热证，治疗可与小柴胡汤；更见胁下痞坚，甚者痛拒者，此为少阳腑实证，治疗可与大柴胡汤。

太阴病：阴旦证，自下利，初传入太阴经时，兼见腹满而痛者，此时可与阴旦汤加芍药。如果不及时治疗或治不得法，下利不止，日数十行，此为太阴经热证，治疗可与黄芩汤或葛根芩连汤。久利不止，热随利去，正气虚脱者，其人下利清稀而不渴，此为太阴脏虚证，治疗可与理中汤。

少阴病：阴旦证，自下利，初传入少阴经时，兼见腰痛咽干者，此时可与阴旦汤加地黄。如果不及时治疗或治不得法，出现心中烦不得卧，此为少阴经热证，治疗可与黄连阿胶汤。久利不止，热随利去，正气虚脱者，其人恶寒，四逆，此为少阴脏虚证，治疗可与四逆汤。

厥阴病：阴旦证，自下利，初传入厥阴经时，兼见便脓血者，此时可与阴旦汤加阿胶。如果不及时治疗或治不得法，更见热利下重，此为厥阴经热证，治疗可与白头翁加阿胶甘草汤。久利不止，热随利去，正气虚脱者，其人手足厥寒、脉细欲绝、躁烦不宁，此为厥阴脏虚证，治疗可与吴茱萸汤。

综上，伤寒二旦六经辨证体系的方证对应性见下图。

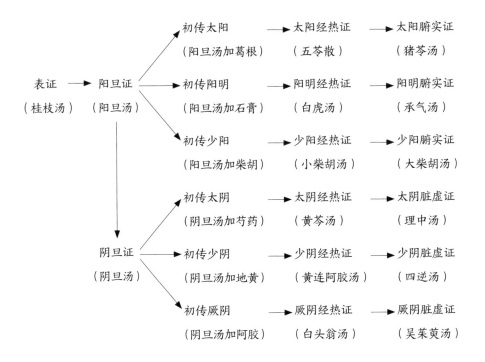

二旦六经辨证体系

　　伤寒"二旦六经辨证"体系比传统的"六经辨证"体系多了"二旦"方证，更进一步揭示了伤寒从表传入经络的传变过程，便于学者明晰伤寒如何由阳入阴、由热转寒、由实转虚，有助于在临床实践中快速判别伤寒传变进程。

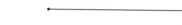

第二章　伤寒正病

第一节　表证

伤寒，始得之，必恶寒体痛，脉浮紧，其未发热者，麻黄汤主之。若发热，其寒多热少者，麻黄桂枝汤主之；热多寒少者，桂枝麻黄汤主之。

【注释】邪气客表，激引正气（卫气），以闭腠理，拒邪入里。腠理闭则汗不得出，郁而发热，热能胜寒，故寒乃解；寒解则腠理开，开则营阴外泄，发为汗出，汗出则热退，热退则向愈。故伤寒者，或六日，或七日，可自愈。其不愈者，汗出不彻，邪热恋表，久而不消，乃传经络，入于脏腑。故始伤于寒，终必发热，伤寒即热病。其风、暑、湿、燥诸邪伤人，概莫外此——六淫客表先化热，然后传经络、入脏腑。

《灵枢·本脏》（为《黄帝内经·灵枢》"本脏"篇的略写，全书同此）云"卫气者，所以温分肉，充皮肤，肥腠理，司开合者也"，邪气伤人，若卫虚不能实腠理者，则邪气直中于里，未先在表化热，故不属伤寒热病，名曰"卒病"，别置一篇，详见后文。

寒邪初客表，未必便发热，必先恶寒，名为表寒证；寒性收引，故身痛、脉紧。腠理闭则汗不得出，故继以发热，寒多而热少；热能胜寒，热胜则寒退，故转而热多寒少。

寒邪在表者，宜温表散寒；邪气化热形成表热者，则需发汗退热。汗从何来？《经》（《黄帝内经》，下同）曰"阳加于阴谓之汗"，犹火加于水而成蒸汽。火者即心阳也，水者即营气也，营行脉中，受气于脾胃，故脾胃实则营气足。桂枝入心，可温心阳，心之液为汗，故桂枝可发汗；麻黄入三焦腠理，不入于心，故不能发汗。用桂枝发汗宜加姜枣以益营气生化之源，用麻黄温表散寒则不需加姜枣。

始得伤寒，其病在表，若未发热者，仅温表散寒即可，无需发汗退热，单用麻黄即可；若已发热，则需加用退热之品——桂枝。麻黄色黄入三焦，《灵枢·本脏》云"三焦膀胱者，腠理毫毛其应"，味辛则能发散，性温则能祛寒，故麻黄能温表散寒；桂枝色赤入心，心主血脉，营行脉中，心之液为汗，味辛则能散，性热可除寒，故桂枝可温心作汗，汗出则热退，故桂枝可发汗退热。麻黄不入心脉，故无发汗之能；桂枝不入三焦，故无温表之效。凡治疗伤寒表未解者，恶寒用麻黄，发热加桂枝，但恶寒不发热者单用麻黄，恶寒伴发热者则麻桂并用，但发热而不恶寒者则单用桂枝可也。

或问：用寒远寒，用热远热，伤寒既为热病，何以用温热之麻桂退热，不惧增热乎？其实不然，伤寒之热，但在皮表，并未入里，若平人者，其脾胃自和，服麻桂剂则一汗而热退身凉，何患之有？若见表热，反与辛凉，内伤肠胃，表热内陷，变证纷生，谁之过欤？即使素有内热之人作麻桂剂亦无妨，于汤中加用石膏即可免祸，观大青龙汤、小青龙加石膏汤诸方皆麻桂加石膏可知。

本麻黄证，误加桂枝，则发汗太过而阳气益虚；本桂枝证，误加麻黄，徒增内热而发心烦。麻桂皆发散峻品，阳虚者慎之，必欲用之，宜佐温阳之品如干姜（适用于小儿）、附子（适用于老叟）、吴茱萸（适用于妇人）。

麻黄汤方

麻黄四两　甘草二两（炙）

上二味，以水五升，先煮麻黄，去上沫，纳诸药，煮取三升，温服一升，重覆汗出。不汗，再服，慎风寒。

【方解】麻黄发越阳气（卫气）于表，故能温表散寒；麻黄性烈，故伍以甘草和中。

麻黄是解表药，但非发汗之品，服麻黄后则表解而腠理开，汗得以自出，此汗出并非麻黄发汗之效，而是药后正常反应，用于辨别表解与否。换言之，服用麻黄后可以出现汗出，但使用麻黄绝对不是为了发汗，发汗必用桂枝。

凡用麻黄，必先煮麻黄以去上沫，不然，其沫令人心烦。若其人素有内热、渴而苔黄者，恐麻黄助热，宜加石膏佐之。

伤寒腠理闭，气乱多呕逆。呕加生姜，咳加半夏，喘加杏仁；若烦渴者加石膏，恶寒者加附子，后皆仿此。

本书仿《伤寒杂病论》，以"两"为中药计量单位。凡草木根茎入药者，平人常用三两，强人或重症者倍用之，虚人或轻症者减半用之。病急者用量宜重，急急以克之；病缓者用量宜轻，徐徐以图之。加减之妙，存乎一心，不可拘泥。

麻黄桂枝汤方

麻黄三两　桂枝二两　甘草二两（炙）　生姜三两（切）　大枣十二枚（擘，去核）

上五味，以水七升，先煮麻黄，减二升，掠去上沫，纳诸药，煮取三升，去滓，温服一升，温覆，必令汗出彻身，不然恐邪不尽散也。热多寒少者，减麻黄为二两，增桂枝为三两，名桂枝麻黄汤。若其人素有内热，不汗出而烦躁者，麻桂不中与也，宜加石膏三两，名大青龙汤。

【方解】此方由麻黄汤加味而成，麻黄温表散寒，因有发热，故加桂枝发汗退热。寒多热少者，多用麻黄少用桂枝，名麻黄桂枝汤；寒少热多者，少用麻黄多用桂枝，名桂枝麻黄汤。

麻黄发越卫气，桂枝发越营气。《灵枢·营卫生会》云"营出于中焦，卫出于下焦"，麻黄发越卫气不需姜枣扶正（故麻黄汤不加姜枣），桂枝发越营气需加姜枣扶正，以益营气生化之源。若发汗而未用姜枣，则表解后中气易虚，或不欲饮食，或心下痞硬、干噫食臭。麻黄发越卫气，卫气出于下焦，故阳虚者慎用麻黄，必欲用之，宜加附子，以防"拔肾根"之弊。

伤寒发热，项背强几几者加葛根四两，身体强几几者加栝楼根四两，身烦疼者加术四两，烦躁者加石膏四两，心下痞者加黄连一两，腹满而痛者加芍药三两，协热利者加黄芩三两，下利清谷者加干姜三两，四逆恶寒者加附子一枚。凡治外感热病者，皆照此例随症加减。

大青龙汤方

麻黄三两　桂枝二两　甘草二两（炙）　生姜三两（切）　大枣十二枚（擘，去核）　石膏三两（打）

上六味，以水九升，先煮麻黄，减二升，去上沫，纳诸药，煮取三升，去滓，温服一升，取微似汗。

【方解】此方为麻黄桂枝汤加石膏而成，因有烦躁，故加石膏三两以清热除烦。

石膏用量，有三两者，有半斤者，有一斤者，若欲清热除烦或佐制热药者，三四两足矣；阳明经热，身灼热而汗大出，非半斤不效；若石膏与粳米同用，因不宜久煎，则石膏需倍用为一斤。

伤寒，发热而恶寒，治用麻黄桂枝汤，若不汗出而烦躁者，需加石膏清热；不汗出而喘者，需加杏仁平喘；不汗出而身重者，可加芍药泻脉热。

伤寒，头痛，发热，汗出，恶风，其人静，口中和（不渴不呕），不下利，脉自和者，桂枝汤主之。

【注释】伤寒必发热，热则表寒解，表寒解故身不痛，但头痛耳；热则腠理开，开则营阴外泄，故汗出而恶风。此为表热证，外邪已解，邪热恋表。治表热证者，宜发汗退热（因无表寒，故无需温表散寒），方用桂枝汤，表热证亦名桂枝证。

表证始得，恶寒（或发热，或不发热）是也；表热证者，头痛、发热、汗出、恶风是也。表热证者，其病在表，故口中和（不渴不呕）、不下利，其人静、脉自和。若其人渴者转属阳明，呕者转属少阳，下利者转属三阴。

桂枝汤方（阳旦汤）

桂枝三两　芍药三两　甘草二两（炙）　生姜三两（切）　大枣十二枚（擘，去核）

上五味，以水七升，煮取三升，温服一升，服已，即啜热粥饭一器，以助药力。温覆，稍令汗出，不可大汗流漓，大汗之则病不除也。若不汗出，可随服之，取瘥止。慎风寒。一名阳旦汤。

【方解】此即麻黄桂枝汤去麻黄加芍药而成，表寒已尽化热，故不需麻黄温表散寒；因增汗出，故加芍药益营。

唐代以前医籍，并无桂枝，皆用肉桂或桂皮（一云"枝"为"皮"之讹，本云桂皮，误作"桂支"，沿袭至今）；宋以后方有白芍，属人工栽培者，宋以前所用皆赤芍，赤芍属野生者。张仲景为汉末医家，故经方所用桂枝、芍药者，当系肉桂、赤芍无虞，后文不再赘述。

芍药味苦、色赤、性平，苦则能泄，色赤入心脉，故芍药可泻经络之热，络热腹痛者多用之，本无补营之能。桂枝汤用芍药者，其妙有三：一者，营行脉中，脉热则营气外泄，芍药泻脉热，能缓脉中营气外泄，此为缓急益营，故伤寒发热汗出者则用芍药，发热不汗出者则不用之；二者，桂枝温心脉，芍药泻脉热，故芍药可制约桂枝；三者，表热欲入脏腑，必先传经络，芍药能泻经络之热，可截传变之势。芍药泻心脉，故心阳虚慎用，心悸或胸闷者常去芍药。

桂枝与芍药，二者皆色赤入心脉，然桂枝性温、芍药性平（偏凉），此二者之别，故桂枝可温经脉以通血痹，芍药常泻络热以止腹痛。阳旦汤用芍药以益营气，阴旦汤用芍药以止腹痛。

服桂枝汤后，啜热粥饭者，可助发汗（不如此，桂枝汤发汗之力大减）。服汤后需温覆，一者助汗，一者避风，以腠理开故。凡服麻桂剂者，皆勿令见风。

桂枝汤源出麻黄桂枝汤，麻黄桂枝汤源出麻黄汤，本书宗旨，欲使学者探源经方，皆有所本，一药加减，皆有所依，如此者，思过半矣。

伤寒二三日，颇欲吐，若躁烦，脉数急者，为欲传也，证属阳旦。

【注释】伤寒一日，邪气在表，正邪相争；二三日，其人静、口中和、脉自缓者，邪不胜正，为不传也；若躁者，正不胜邪，则表热欲内传。欲传未传，是名阳旦。旦者，始也，征兆也，传变之势也。

阳旦证，与桂枝汤，针足阳明，使经不传则愈。得汤烦躁者，刺风池、风府，复与桂枝汤。

【注释】阳旦证，因尚未内传，故仍治以桂枝汤（阳旦汤），并针足阳明，使经不传。若烦躁者，可加石膏清热除烦，仿大青龙汤之义。

伤寒发热，表寒未解者，发热恶寒而烦躁，治以大青龙汤（即麻黄桂枝汤加石膏）；表寒已解，不恶寒、但发热，而烦躁者，可治以桂枝加石膏汤。

阳旦证，表热欲内传，或传入三阳，或转为阴旦证后传入三阴，简而言之，阳旦传三阳，阴旦传三阴，具述于后。

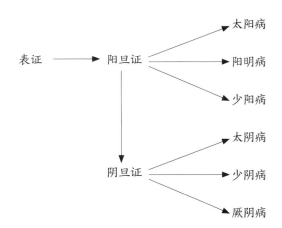

第二节 太阳病

阳旦证，阳旦汤主之，若其人项背强几几者，转属太阳也，阳旦加葛根汤主之。

【注释】此为表热初入太阳。

阳旦证者治以阳旦汤，若阳旦证更见其人项背强几几者，提示表热传入太阳脉，病属太阳。太阳脉行于项背，邪热耗伤太阳经津则项背强几几，其治宜用阳旦汤解表，并加葛根升提津液[《神农本草经》（以下称《本经》）载葛根"起阴气"]。

阳旦加葛根汤方

桂枝三两　芍药三两　甘草二两（炙）　生姜三两（切）　大枣十二枚（擘，去核）　葛根四两

上六味，以水七升，先煮葛根，减二升，纳诸药，煮取三升，温服一升，服已，如桂枝法将息。

【方解】本方由阳旦汤加葛根而成，阳旦汤解表，葛根升津缓急。

太阳病但项背强几几，而非全身强几几，因其津伤仅在太阳经脉，而全身之津未伤，故升提阴津以上承即可。若全身之津耗伤（详见后文的"痉病"），则身体强几几（重于项背强几几），此时不宜用葛根升提津液（无津可升），而应加栝楼根生津。葛根能治项背强几几，不能治身体强几几。

阳旦加葛根汤主治太阳病之项背强几几，其人必有发热。若无发热者，虽项背强几几，多无津亏，未必便可投以阳旦加葛根汤。《金匮》（《金匮要略》，下同）云："四肢九窍，血脉相传，壅塞不通"，亦可出现项背强痛，此非伤寒，亦无津伤，属血痹，宜用黄芪以代葛根。

太阳病，表未解，其人小便不利者，阳旦加茯苓汤主之；小便不利而渴者，阳旦加茯苓白术汤主之。

【注释】此为太阳经腑同病。

太阳经热循经入里，客于太阳之腑——膀胱。《素问·灵兰秘典论》云"膀胱者，州都之官，津液藏焉，气化则能出矣"，若邪热扰之则膀胱气化不利，膀胱气化不利则水不得出，发为小便不利。

《素问·经脉别论》云："饮入于胃，游溢精气，上输于脾。脾气散精，上归于肺，通调水道，下输膀胱。水精四布，五经并行，合于四时五藏阴阳，揆度以为常也。"可知，饮入于胃，游溢精气，故心下恒有水气；脾为胃行其津液，津液上承则口不渴；反言之，口渴属脾不升津以上承。肺主通调水道，水道者，三焦是也，下输膀胱，膀胱气化正常则小便自利，膀胱气化失司则水饮内停。故太阳腑病者，始为小便不利，水停下焦则少腹满，此时虽小便不利，而口不渴，以脾尚可升津以上承；若水溢中焦则脾失运化，不能升津上承，则口渴；若水饮上溢上焦，则口吐涎沫；不及时治之，则水溢颠顶，其人头眩。

综上，太阳病，表未解而小便不利者，因其人不渴，故知饮停下焦，未及中焦，治疗可用桂枝汤解表，因小便不利者而加茯苓以利小便，此即阳旦加茯苓汤。若更见口渴者，提示水饮已上溢中焦，宜再加白术燥湿健脾，此即阳旦加茯苓白术汤。

阳旦加茯苓汤方

桂枝三两　芍药三两　甘草二两（炙）　生姜三两（切）　大枣十二枚（擘，去核）　茯苓三两

上六味，以水七升，煮取三升，温服一升，服已，如桂枝法将息。

【方解】本方由阳旦汤加茯苓而成，阳旦汤解表，茯苓通利小便。以水停下焦膀胱，未及他脏，故但加茯苓即可。

阳旦加茯苓白术汤方

桂枝三两　芍药三两　甘草二两（炙）　生姜三两（切）　大枣十二枚（擘，去核）　茯苓三两　白术三两

上七味，以水七升，煮取三升，温服一升，服已，如桂枝法将息。

【方解】阳旦加茯苓汤、阳旦加茯苓白术汤之方解，前已具述。茯苓

味甘淡，渗利小便；白术味苦，苦能燥湿。脾恶湿，湿去则脾健，故茯苓、白术可健脾，而非补脾。补脾当用人参、大枣、饴糖、鸡子黄等色黄味甘之品。

小便不利，甘草不宜，观张仲景治小便不利诸方，多不用甘草可知。故，本方证之阳旦加茯苓汤、阳旦加茯苓白术汤，宜去甘草为佳（凡瘀、痰、水气等病理产物潴留者，皆不宜甘草）。由是思之，仲景治小结胸之"心下满微痛、小便不利"之"桂枝去桂加茯苓白术汤"当作"桂枝去甘草加茯苓白术汤"为是。

太阳病，小便不利，渴欲饮水，水入则吐，吐涎沫而癫眩，其人心下悸，小便色清者，五苓散主之。若心中烦，小便色黄者，猪苓汤主之。

【注释】此为太阳腑实证。

小便不利者，水在下焦；口渴者，水溢中焦；吐涎沫者，水满上焦；癫眩者，水达颠顶也。若小便色清者，但水饮内停而膀胱无热；若心中烦而小便色黄者，乃水郁膀胱而化热。

五苓散方

茯苓　白术　猪苓　泽泻　桂枝

上五味，各等分，捣为散，以白饮和服方寸匕，日三服。多饮暖水，汗出愈。如法将息。

【方解】水在下焦而小便不利者，治用茯苓；水溢中焦而更见渴者，加用白术；水溢上焦而口吐涎沫者再加猪苓；水溢脑腑而巅眩者，更加泽泻（其人苦冒眩者可倍用泽泻，参《金匮》泽泻汤）。其表未解者，桂枝不可去；若心下悸者，乃水饮上犯心阳，亦用桂枝以温心阳而抑阴寒之水气上冲。若无表证，亦无心悸，可去桂枝，名曰四苓散。诸药用量，随症轻重加减，某症重者倍用某药，症轻者减其用量，不必拘泥。

观张仲景用药，每见某症，则用某药，如恶寒则用麻黄，发热则用桂枝，汗出则用芍药，项背强痛则用葛根，小便不利则用茯苓，此即随症治之，能明个中奥旨，自可随心遣药，任意组方，不拘泥于一证一方矣。

猪苓汤方

茯苓　白术　猪苓　泽泻　滑石各三两

上五味，以水六升，煮取三升，去滓，分温三服。

【**方解**】水停于内而无热者，四苓散主之；若水郁化热，症见心烦而小便黄者，宜四苓散加滑石以清热利水，名曰猪苓汤。若心烦者可加竹叶三两，尿血者可加阿胶三两。

滑石泻膀胱热，泽泻泻肾热，故肾热移于膀胱者，二药可合用之。

第三节　阳明病

阳旦证，阳旦汤主之，若其人小便自利而渴者，转属阳明也，阳旦加知母汤主之。

【注释】此为阳明表证。

伤寒，小便不利而渴者，属太阳；小便自利而渴者，属阳明。阳明属胃，表热入胃，耗伤胃液，故口渴。

阳旦加知母汤方

桂枝三两　芍药三两　甘草二两（炙）　生姜三两（切）　大枣十二枚（擘，去核）　知母三两

上六味，以水七升，煮取三升，温服一升，服已，如桂枝法将息。

【方解】此即阳旦汤加知母而成，阳旦汤解表，加知母以止渴。《本经》谓"知母，味苦寒，主消渴热中……"，得其要也。

阳明病，身灼热，汗大出，口烦渴，不恶寒反恶热，脉洪大者，白虎汤主之。

【注释】此为阳明经热证。

表证之热，发热恶风寒，其热常翕翕（翕者，合羽也，即翼下之热，触之可得）；阳明之热则不然，身必灼热，体若燔炭，不恶寒，反恶热，脉自洪大。表证之汗，汗自出，其津未伤，故口中和；阳明之汗，汗大出，汗大出则口烦渴，此为表热证与阳明经热证之别。

表热全入于阳明经，故不需桂枝解表，亦不可再用桂枝，否则，桂枝助热则心烦谵语，误发其汗则重伤津液，此医之过也。治阳明经热证，治宜清热，切忌发汗；热未成实者，亦不宜攻下。

白虎汤方

芍药三两　甘草二两（炙）　生姜三两（切）　大枣十二枚（擘，

去核）　知母三两　石膏半斤

上六味，以水七升，煮取三升，分温三服。热甚者，加石膏为一斤。

【方解】此方即阳旦加知母汤去桂枝加石膏而成。阳旦加知母汤主治发热汗出而渴，用桂枝退热、芍药养营、知母止渴。阳明经热证则身灼热而汗大出，表证已解，故不用桂枝；因有汗出，故仍用芍药；因有口渴，故仍用知母；身灼热者，加石膏以清热。若汗大出者可倍用芍药，口烦渴者可倍用知母。此方君用石膏，故名白虎。服白虎汤，身热不去者，可倍用石膏。

石膏色白味辛性凉，色白则入肺，味辛则能散，性凉可清热，故石膏能散肺热；又，肺主皮毛，故石膏实为清肺热而除皮热，并非清胃热。清胃热者，当用色黄性寒之品，首选黄连。

石膏为辛凉之品，故能散热；其味虽辛，并无发汗之能，故不能退腠理之热（退腠理之热者，必赖桂枝发汗）。发热汗出口不渴，属桂枝证，误与石膏，脾胃乃伤；壮热汗出口烦渴，属白虎证，误与桂枝，徒增内烦。

阳明病，其人多汗，或小便数，以津液外出，胃中燥，大便必硬，麻子仁丸主之。腹满而谵语者，小承气汤主之；腹满而喘者，杏仁承气汤主之。

【注释】此为阳明腑实证。

阳明病，热淫于内，迫营外泄，或汗大出，或小便数，津亏则肠燥，故大便硬。肠者，胃家也。肠燥便结不得下，则腹满；邪热内盛，上扰心神则谵语；大肠与肺相表里，肠中便结则肺气肃降不利而喘。凡此诸端，皆属阳明腑实证，得屎则解。

麻子仁丸方

知母半斤　芍药半斤　厚朴一斤（炙，去皮）　枳实半斤（炙）大黄一斤　麻子仁二升

上六味，蜜和丸，如梧桐子大，服十丸，日三服，渐加，以知为度。

【方解】此为白虎汤去石膏、姜枣、甘草加麻子仁、大黄、厚朴、枳

实而成，因其便硬由汗出失津所致，故仍用芍药、知母；外热已减，故不用石膏；热满于中，故不用姜、枣，恐助邪热；甘草甘缓，不利通下，故亦不用。阳明腑实证，虽有日晡潮热，然其症总以便硬（不满不痛）为主，治宜润肠通便。润肠者，用麻子仁；通腑者，宜大黄、枳实、厚朴。用麻子仁者，以丸剂为佳。

阳明腑实证，心下痞者可倍用枳实，腹满者可倍用厚朴，腹痛者可倍用大黄，腹坚痛者加芒硝，喘者加用杏仁；口不渴者去知母，汗自和者去芍药。宁失其度，莫失其法，变化幽微，存乎一心。

小承气汤方

厚朴四两　枳实三两（炙）　大黄四两

上三味，以水四升，煮取一升二合，去滓，分温二服。初服当更衣，不尔者尽饮之，若更衣者勿服之。

【方解】此即麻子仁丸去麻子仁、知母、芍药也，主治阳明腑实证之腹满而谵语者。腹满者，因大便结；谵语者，为肠热扰心，宜下之，方用小承气汤（不用麻子仁丸者，嫌其力缓）。

大黄、枳实、厚朴皆味苦，苦则能泄，故三药皆可除胀满。所不同者，枳实入胃，厚朴入小肠，大黄入大肠；枳实善破气，厚朴善下气，大黄善通腑。腹胀满而不痛者，枳、厚堪用；若见腹痛，则加大黄（反言之，腹满不痛者，不需大黄）；三药合用，名曰小承气汤。凡阳明腑实证，服小承气汤而不解者，必因燥屎内结，复加芒硝二两，名曰大承气汤。

枳实除心下满（胃胀满），厚朴除腹胀满，此皆理气药。若心下痞者，胃中有热，宜加黄连；腹满时痛者，脾络有热，宜加芍药。枳实破气，虚人不宜。

杏仁承气汤方

厚朴四两　枳实三两（炙）　大黄四两　杏仁半升（去皮尖）

上四味，以水六升，煮取三升，温服一升，日三服。

【方解】此即小承气汤加杏仁而成，小承气汤通便，杏仁平喘。

杏仁味苦色白性平，故能入肺，降逆平喘。凡喘者，不论虚实寒热，皆可加杏仁。张仲景治喘，用杏仁者多于用麻黄者。

阳明病，胃家实，大腑秘结，腹中大满实痛，汗出而喘，时神昏不识人者，急下之，宜葶苈承气汤。

【注释】胃家者，肠也。胃家实，大腑秘结，则腹中大满实痛；大肠与肺相表里，腑气不通，肺失肃降，则发为喘；其痛甚者，汗出神昏，此属急证，宜急下之。

葶苈承气汤方
厚朴半斤　枳实三两（炙）　大黄四两　芒硝二两　葶苈半升（熬黑，打如泥）

上五味，以水一斗二升，先煮四味，至四升，去滓，纳芒硝，待焰化已，温服二升。

【方解】此为大承气汤加葶苈子而成，大承气汤通便泻腑，葶苈子泻肺下气，可助通腑。虽喘而不用杏仁者，嫌其力缓，有所不逮也。

此方为泻腑通便之最峻剂，若去枳实厚朴加甘遂，即为治结胸之大陷胸汤，为泻胃逐水之最峻剂，详见后文。

第四节　少阳病

阳旦证，阳旦汤主之，若其人目眩而呕者，转属少阳也，阳旦加柴胡汤主之。

【注释】此为少阳表证。

伤寒表闭，故多呕逆，呕者本属胃，目眩而呕者则属少阳，以少阳脉起于目内眦，故目眩；胆木克胃土，故呕。表证转属少阳，表未解者宜解表，少阳有热宜清热。

阳旦加柴胡汤方

桂枝三两　芍药三两　甘草二两（炙）　生姜三两（切）　大枣十二枚（擘，去核）　柴胡四两

上六味，以水七升，煮取三升，温服一升，服已，如桂枝法将息。

【方解】本阳旦证，治用阳旦汤，若目眩而呕者，转属少阳，故加柴胡以泻少阳。若呕吐不止者，胆热及胃（木克土），可加黄连清胃、姜夏止呕。

肝主升发，胆主疏泄，故治肝宜升，治胆宜泻。清肝者，宜竹叶或茵陈；泻胆者，宜柴胡。柴胡色青味苦性凉，青则入胆，苦则能泄，凉可除热，故柴胡为泻胆热之药，其性下行，并无升发之能。

少阳病，口苦咽干而目眩者，小柴胡散主之；若剧者两耳无所闻，目赤，胸中满而烦者，大柴胡散主之。

【注释】此为少阳经热证。

少阳病，无发热恶寒，是表已解；口苦咽干者，内有热也，三阳热病皆可口苦咽干，独目眩为少阳所特有，以少阳脉起于目内眦也，故内热而目眩（或赤）者，属少阳病。两耳亦少阳脉所过，故发热而聋者，亦求之于少阳。

小柴胡散方

柴胡四两　甘草二两（炙）

上二味，捣筛，白饮和服方寸匕，日三服。

【方解】此方由阳旦加柴胡汤去解表之桂、芍和扶正之姜、枣而成，以无表证故不需桂、芍，内有热则不宜姜、枣。方用柴胡泻胆热，非用柴胡和解，世皆谓柴胡剂为和解剂，谬矣！

经方之治，何时用姜、枣，何时去姜、枣？凡欲汗下者，必用姜、枣以扶正气；内热中满者，常去姜、枣以防助热。

大柴胡散方

柴胡　甘草（炙）　枳实（炙）　芍药

上四味，各等分，捣筛，白饮和服方寸匕，日三服。

【方解】此即小柴胡散合枳实芍药散而成，枳实芍药散乃治气滞而烦闷之第一方。此方又名四逆散。

少阳病，胸胁苦满，头眩喜呕，或不欲饮食，或胁下痞硬，或腹中痛、下利者，柴胡汤主之。

【注释】此为少阳腑实证。

《素问·热论》云"少阳主胆，其脉循胁络于耳，故胸胁痛而耳聋"，张仲景曰"少阳病，但见一症便是，不必悉具"，此"一症"者，以"胸胁满痛"最为确症，次者"口苦、咽干、目眩"，再次者"呕而发热"，此皆少阳脉所有也。而口苦、咽干、头眩等，阳明病亦可见，非少阳所特有。少阳病，始为目眩喜呕，邪在少阳经；继则胸胁苦满者，邪入少阳腑，经腑有别。

少阳病，其病在胆，胆木能克脾土，故或见不欲饮食；胆失疏泄，热结胁下，则胁下痞硬；胆热传于脾，脾受热扰，不能升清，则发为痛利，随症加减治之可也。

柴胡汤方

柴胡八两　甘草二两（炙）　枳实三两（炙）　芍药三两　黄连三两　半夏一升（洗，去滑）　生姜三两（切）

上七味，以水一斗二升，煮取六升，去滓，重上火，缓缓煎之，取得三升。温服一升，日三服。若不欲饮食者，去枳实、芍药，加人参三两、大枣十二枚；胁下痞硬者，加牡蛎四两；腹痛下利者，加黄芩三两。

【方解】此即大柴胡散加黄连、半夏、生姜而成。病在少阳，故用大柴胡散清利少阳；呕者属胃，胆热传胃，胃热宜加黄连，治呕之本；半夏合生姜者名小半夏汤，调畅上二焦，治呕之标。

少阳病，不欲饮食者，属脾虚，枳实破气，芍药苦泄，故去之，加人参、大枣补脾；胁下痞硬者，属胆实，加牡蛎软坚散结；腹中痛而下利者，属脾热，加黄芩以泻脾止利。

黄芩与黄连皆色黄味苦性寒，色黄入脾胃，味苦则泄，寒能清热，故黄芩与黄连可清脾胃之热。所不同者，黄连入胃，黄芩入脾，故治胃痞者必用黄连，治热利者必用黄芩，此为二者之别。

第五节 太阴病

本阳旦证，其人反下利者，转入阴经也，证属阴旦，阴旦汤主之。虽下利，必自止，以腐秽当去故也。

【注释】此为阴旦证。

阳旦证，病在表，未入于脏，故不下利，今反下利者，提示邪热传入阴经，故名阴旦。治阳旦证者用阳旦汤，治阴旦证者用阴旦汤，于阳旦汤中加黄芩三两以泄热止利。

阴旦证，下利，热随利去，故可自愈，犹伤寒表证可自汗出而解。

下利贯穿三阴病之始终。阴旦证之利，属协热而利，故下利臭秽，常伴腹痛，与阳虚下利清冷者不同。

阴旦汤方

桂枝三两　芍药三两　甘草二两（炙）　生姜三两（切）　大枣十二枚（擘，去核）　黄芩三两

上六味，以水七升，煮取三升，温服一升，服已，如桂枝法将息。

【方解】阴旦汤即阳旦汤加泄热之黄芩而成，以表证仍在，故仍用阳旦汤解表。若无发热，是表热已解，则去桂枝，即成小阴旦汤。

阴旦证，自下利，阴旦汤主之，若其人腹满而痛，下利臭秽者，转属太阴也。其表未解者，阴旦加芍药汤主之；协热而利，身热除者，外解也，宜小阴旦汤主之。

【注释】此为太阴经热证。

阴旦证，自下利，若更见腹满痛者，转属太阴，以太阴主脾，其脉布胃中，故腹满痛。太阴病，表未解者仍宜解表，表解者但泄热止利即可。

阴旦加芍药汤方

桂枝三两　芍药六两　甘草二两（炙）　生姜三两（切）　大

枣十二枚（擘，去核）　黄芩三两

上六味，以水七升，煮取三升，温服一升，服已，如桂枝法将息。

【方解】此即阴旦汤倍用芍药为六两，芍药能泄络热，故善治腹痛。芍药苦泄，阳虚四逆者慎用芍药。

小阴旦汤方

黄芩三两　芍药三两　甘草二两（炙）　生姜三两（切）　大枣十二枚（擘，去核）

上五味，以水七升，煮取三升，温服一升，日三服。

【方解】此即阴旦汤去解表之桂枝而成。方用黄芩止热利，芍药除腹痛，姜、枣扶正，甘草和中。

《素问·热论》云："其未满三日者，可汗而已；其满三日者，可泄而已。"汗法以阳旦汤为代表，泄法以小阴旦汤为代表。故，三阳病皆以阳旦汤为入手第一方，三阴病皆可以小阴旦汤为入手第一方。

太阴病，下利清谷者，理中汤主之。

【注释】此为太阴脏虚证。

太阴病，自下利，热随利去，若其人素体不虚者，热去利止则自愈。若其人内虚，下利不止，虽热随利去，正气亦随利而去，久利不止则脾虚，不能化谷，故下利清谷。何以知其人内虚？手足不温是也。治之宜温中健脾，方用理中汤。

理中汤方

人参三两　甘草二两（炙）　干姜三两　大枣十二枚（擘，去核）

上四味，以水五升，煮取二升，分温再服。

【方解】此即小阴旦汤去黄芩、芍药加人参而成。因太阴病久利，热随利去，故不需黄芩泻热止利；阳气已虚，不堪芍药，故去芍药加人参以健脾，易生姜为干姜以温脾。

生姜与干姜均色黄、味辛、性热，色黄则入脾胃，味辛则发散，性热能除寒，所不同者，生姜宣胃止呕，干姜温脾止利，故治呕用生姜，治利用干姜。

通行本《伤寒论》理中丸（汤），有白术而无大枣，恐为错讹。考张仲景用白术者有二：一曰伤湿，一曰水气，湿阻关节则骨节烦疼，水气困脾则口渴，非此二端者不用白术。太阴病本自下利不渴，是里无水气，何需白术？且白术味苦非甘，苦主泄而甘主补，白术并无补益之能，非太阴脏虚所宜，补脾宜味甘之大枣，故白术当为大枣之讹。

太阴病，利止后，不欲饮食者，人参汤主之；若剧者，虚羸少气，腹中急痛，脉虚大者，建中汤主之。

【注释】太阴病，自下利，腐秽去，利乃止，其人不欲饮食者，脾气未复，故治宜补脾，方用人参汤。更见腹中急痛者，属脾虚不荣，急食甘以缓之，方用建中汤。

脾虚腹痛者，无下利，故不用干姜温脾止痛；若见下利清谷，宜易生姜为干姜（即理中汤）。

腹满而痛，或协热利者，属太阴经热证，宜用芍药止痛；腹中急痛，其脉虚者，属太阴脏虚证，宜用饴糖止痛。

人参汤方
人参三两　甘草二两（炙）　生姜三两（切）　大枣十二枚（擘，去核）

上四味，以水六升，煮取三升，分温三服。

【方解】此方由理中汤易干姜为生姜而成，因无下利清谷，故不用干姜。若有呕吐者可加半夏（名曰半夏人参汤），若有腹满者可加厚朴（名曰厚朴汤）。

理中汤与人参汤均治太阴病，药物组成相似，但理中汤证有下利清谷，故君用干姜；人参汤主治脾胃虚弱，故君用人参。

建中汤方
人参三两　甘草二两（炙）　生姜三两（切）　大枣十二枚（擘，去核）　饴糖一升上五味，以水六升，煮取三升，去滓，纳饴，更上火，令烊已，分温三服。

【方解】此方由人参汤加饴糖而成。太阴脾虚，本宜人参汤补脾，若其人虚羸，形已不足，人参能补气而不能遽充其形，故加饴糖以建中。饴糖为麦精，得谷物之精华，故能遽补脾虚。

人参汤者，偏于补气，故君用人参；建中汤者，偏于补形，故君用饴糖。人参汤为补虚第一方，建中汤为补脾第一方。

建中汤偏甘补，有表证者不宜，虚证方可服之。若心悸者加桂枝三两，汗自出者加黄芪三两。若加姜、椒，名为大建中汤，主治中寒。

第六节 少阴病

阴旦证，自下利，阴旦汤主之，若其人溲赤者，转属少阴也，表未解者，阴旦加泽泻汤主之；协热而利，身热除者，外解也，小阴旦加泽泻汤主之。

【注释】此为少阴表证。

阴旦证，自下利，治以阴旦汤。若溲黄者，热在膀胱，属太阳病；其溲赤者，则热在肾，属少阴病，以少阴主肾，或见腰痛，甚者溺血。少阴肾热，宜用泽泻利水泻热。

阴旦加泽泻汤方

桂枝三两　芍药三两　甘草二两（炙）　生姜三两（切）　大枣十二枚（擘，去核）　黄芩三两　泽泻三两

上七味，以水七升，煮取三升，温服一升，服已，如桂枝法将息。

【方解】此方即阴旦汤加泽泻而成，方用阴旦汤治表热下利，泽泻泻肾热。

泽泻与滑石皆可利水清热，所不同者，泽泻味甘淡而性寒，淡能利水，寒能清热，故泽泻利水清热，能泻肾热；滑石亦可利水泻热，主治膀胱水热。

小阴旦加泽泻汤方

黄芩三两　芍药三两　甘草二两（炙）　生姜三两（切）　大枣十二枚（擘，去核）　泽泻三两

上六味，以水七升，煮取三升，温服一升，日三服。

【方解】此方即阴旦加泽泻汤去桂枝而成，以无表热，故不需桂枝。腰痛者可加生地黄，尿血者可加阿胶。

少阴病，下利六七日，小便不利，咳而呕渴，心烦不得眠者，阴旦猪苓汤主之。

【注释】此为少阴经热证。

少阴属肾，肾司二便，邪热扰肾则小便不利，水气内生，水气射肺则咳，水气入胃则呕，水气困脾则渴，水热凌心则心烦不得眠。治宜清利少阴，方用阴旦猪苓汤。

阴旦猪苓汤方

黄芩三两　茯苓三两　白术三两　猪苓三两　泽泻三两　滑石三两

上六味，以水七升，煮取三升，去滓，分温三服。

【方解】此方由小阴旦加泽泻汤化裁而成，因有热利，故用黄芩；因无腹痛，故去芍药；热在于里，故不用姜、枣；小便不利，甘草不宜，故亦去之；虽名小阴旦，但取黄芩以泄热止利耳。水热在肾，小便不利，故用猪苓汤利水泄热。

少阴病，下利不止，恶寒，手足逆冷，脉微细，但欲寐者，急温之，宜四逆汤主之。

【注释】此为少阴脏虚证。

少阴病，下利不止，阳随利脱，阳虚故恶寒；阳虚不能温煦四末，故手足逆冷；脉微细但欲寐者，属阳不胜阴。宜急温之，方用四逆汤。

四逆汤方

甘草二两（炙）　干姜一两半　附子一枚（生用，去皮，破八片）

上三味，以水三升，煮取一升二合，去滓，分温再服。强人可大附子一枚，干姜三两。

【方解】此方由附子甘草汤加干姜而成，附子主治四逆，因其人下利不止，故加干姜，名曰四逆汤。服四逆汤不效者，以甘草甘缓故也，可去甘草而倍用姜、附，急救肾阳。下利不止者，可加葱白升提止泻，名曰白通汤。此诸方者，皆四逆辈。葛根亦能升提止泻，然其性阴，阳虚不宜。

干姜、附子皆味辛性热，故能温中散寒，所不同者，干姜色黄，黄则入脾，故干姜能温脾以止寒利；附子色黑，黑则入肾，故附子能温肾以治恶寒、四逆。

少阴病，下利，恶寒，小便不利，四肢沉重疼痛，脉沉者，小玄武汤主之；若少气者，大玄武汤主之。

【注释】少阴病，下利恶寒者，属少阴脏虚，肾虚不能主水则小便不利；水走四肢则四肢沉重；阳虚不能温煦，寒凝经脉则身痛。更见少气者，为久利而正虚，宜加人参以补之。

四逆汤者，重在温寒；玄武汤者，更兼利水。

小玄武汤方

茯苓三两　白术三两　干姜一两半　附子一枚（生用，去皮，破八片）

上四味，以水八升，煮取三升，去滓，温服一升，日三服。

【方解】此方由四逆汤去甘草加苓、术而成，本少阴脏虚，故用四逆汤，以小便不利，故去甘草加苓、术。若有心下悸者，可加桂枝；头眩欲扑地者，可加泽泻。

大玄武汤方

茯苓三两　白术三两　干姜一两半　附子一枚（生用，去皮，破八片）　人参三两

上五味，以水一斗，煮取四升，温服一升，日三夜一服。

【方解】此为小玄武汤加人参而成，以虚甚，故加人参。

少阴病，利止后，虚羸腰痛，少腹拘急，小便不利，或溺血，或失精者，肾气丸主之。

【注释】少阴病，久利止后，虚劳诸不足，故腰痛；肾虚不能主水，则小便不利，甚者尿血；肾气不固，则精自下。夫火加于水则化气，故阳加于阴乃生气，欲补肾气，求之于阴阳。

肾气丸方

干地黄八两　山茱萸四两　茯苓三两　白术三两　附子一枚
（炮）　人参三两

上六味，末之，炼蜜和丸，梧子大，酒下十五丸。日再服。亦
主男子消渴，小便反多，以饮一斗，小便一斗也。

【方解】此方由大玄武汤化裁而成，苓、术、参、附，皆其旧有，因利
已止，故去干姜。虚羸腰痛者，加地黄以补肾填精；溺血或失精者，属肾气
不固，加山茱萸酸以涩之。

通行本《金匮要略》肾气丸作八味：干地黄、山茱萸、山药、牡丹皮、
泽泻、茯苓、桂枝、附子，恐非张仲景意。山药取其补脾之用，恐为人参之
廉替者；丹皮性寒，苦泄伤阳，非少阴阳虚所宜，或为白术之误。桂枝、泽
泻皆非必需：若头眩者加泽泻，心下悸者加桂枝，如是而已。依此类推，梦
交失精者加龙、牡，虚烦不得眠者加酸枣仁，不一而足。凡习经方者，得其
意而忘其形，思过半矣。

第七节　厥阴病

　　阴旦证，自下利，阴旦汤主之，若其人便血者，转属厥阴也，表未解者，阴旦加阿胶汤主之；协热而利，身热除者，外解也，小阴旦加阿胶汤主之。

　　【注释】此为厥阴表证。

　　阴旦证，自下利，若便血者，转属厥阴，以厥阴属肝，肝主藏血，若邪热扰肝，肝不藏血则发为便血。治阴旦证者用阴旦汤，便血者加阿胶。

阴旦加阿胶汤方

　　桂枝三两　芍药三两　甘草二两（炙）　生姜三两（切）　大枣十二枚（擘，去核）　黄芩三两　阿胶三两

　　上七味，以水七升，先煮六物，煮取三升，去滓，纳胶，更上火，令烊尽，分温三服。服已，如桂枝法将息。一云阿胶作丹皮。

　　【方解】此方即阴旦汤加阿胶而成，阿胶能治一切出血，既能止血，复能补血，非它药可比。血从上出者，如吐衄、咽痛唾脓血等可加升麻，吐血不止者可加灶中黄土固涩止血；血出于下者，如便血可加丹皮，下血不止者可加赤石脂固涩止血。张仲景治下利有白头翁汤，方中秦皮恐为丹皮之讹。

小阴旦加阿胶汤方

　　黄芩三两　芍药三两　甘草二两（炙）　生姜三两（切）　大枣十二枚（擘，去核）　阿胶三两

　　上六味，以水七升，先煮五物，取三升，去滓，纳胶，更上火，令烊尽，分温三服。

　　【方解】此方即前方去桂枝而成，因表热已随下利而解，故不需桂枝解表。

　　厥阴病，便脓血，心下痞，心烦不得眠者，黄连阿胶汤主之；若剧者，利下纯血，日数十行，赢瘦如柴，心中不安，腹中绞急，

痛如刀刺，朱雀汤主之。

【注释】此为厥阴经热证。

厥阴之脏为肝，肝属木，木能克土；胃属土，肝火犯胃，则心下痞；胃中不和，则卧眠不安（《素问·逆调论》云"胃不和则卧不安"），故用黄连泻热消痞除烦。

厥阴便血，剧者日下血数十行，腹中绞痛，心中不安，羸瘦如柴，此必久下血；厥阴脏虚，内有热，复有寒；羸瘦如柴者，正气已虚，不可与黄连阿胶汤，恐其攻伐有过、补益不足，宜朱雀汤主之。

黄连阿胶汤方

黄连三两　黄芩三两　芍药三两　阿胶三两

上四味，以水六升，先煮三物，取三升，去滓，纳胶，更上火，令烊尽，分温三服。

【方解】此方即小阴旦汤加阿胶汤去姜、枣加黄连而成，因有里热，故去姜枣；因心下痞，故加黄连。通行本《伤寒论》载此方，有"鸡子黄二枚"，恐为"甘草二两"之讹。本证热在厥阴，其虚未甚，不需用鸡子黄。

黄连色黄入胃，并不入心，故黄连不能清心火；清心火者，必色赤味苦性寒者，其栀子是也。张仲景治心烦不得眠，因于胃者用黄连阿胶汤，因于心者用栀子豉汤。

朱雀汤方

鸡子黄二枚　干姜三两　黄连三两　黄芩三两　芍药三两　阿胶三两

上六味，以水一斗，先煮四物，得四升讫，纳醇苦酒二升，再煮至四升讫，去滓，次纳胶于内，更上火，令烊。取下，待小冷，纳鸡子黄，搅令相得即成。每服一升，日三夜一服。

【方解】此方即黄连阿胶汤加鸡子黄、干姜而成，主治厥阴寒热虚实错杂者。厥阴便脓血，故用黄连阿胶汤主之；下利阳虚、腹中绞痛，故加干姜，甚者再加吴茱萸；羸瘦如柴，形不足也，故加鸡子黄。

方名朱雀者，以鸡子黄故。鸡子黄补虚而不助热，非饴糖、地黄、人参、姜枣可比，此数者，皆草木之品，且内热诸证多有不宜。

太阴脏虚，形不足者，补以饴糖；少阴脏虚，形不足者，补以地黄；厥阴脏虚，形不足者，补以鸡子黄。鸡子黄并非单补厥阴之形，其太阴、少阴亦可用之。气有病者，其治多用草木金石；形有病者，其治多加血肉有情之品。

下利便脓血，其人恶寒者，桃花汤主之。

【注释】此为厥阴脏虚证。

久下血后，热随利去，阳随血亡，故不烦热，反生恶寒。急则治其标，方用桃花汤温阳固脱；缓则治其本，宜吴茱萸汤温补肝阳。

桃花汤方

赤石脂一斤（一半全用，一半筛末）　干姜一两　阿胶二两

上三味，以水五升，先煮干姜、赤石脂，取二升，去滓，纳胶烊尽，温服七合，纳赤石脂末方寸匕，日三服。若一服愈，余勿服。

【方解】此方即朱雀汤去芩、连、芍药、鸡子黄，加赤石脂而成，因无内热，故去芩、连；阳气已虚，不堪芍药；未言羸瘦，故不用鸡子黄，若有羸瘦，仍可加之；下血不止，故加赤石脂以固涩止血。方中仍用阿胶止血、干姜温中，若四逆者可再加吴茱萸。

阿胶与赤石脂皆可止血，然阿胶味甘，补血止血；赤石脂味淡，固涩止血。二者合用，相得益彰。

厥阴病，手足厥寒，脉细欲绝，吐利不止，其人躁无暂安时者，吴茱萸汤主之。

【注释】此亦厥阴脏虚证。厥阴病，久下血，阳随血脱，故手足厥寒、脉细欲绝；阳气者，精则养神，柔则养筋，阳气不足故手足躁扰无暂安时，此证名脏厥，属肝阳虚重证。

阳虚而躁烦不安者，少阴病有之，厥阴病亦有之。少阴病者，属肾阳虚重证，四逆，昼日烦躁不得眠，夜而安静，其人戴阳，男子多见，治宜干姜附子汤；厥阴病者，属肝阳虚重证，手足厥寒，手足躁扰无暂安时，妇人多见，

治宜吴茱萸汤。

吴茱萸与附子皆可温阳散寒，何以别之？附子温肾，吴茱萸温肝。故汗下之后，阳随津脱者，治宜附子；便血不止，阳随血脱者，治宜吴茱萸。

吴茱萸汤方

吴茱萸一升（洗）　人参三两　生姜三两（切）　大枣十二枚（擘，去核）

上四味，以水七升，煮取二升，去滓，温服七合，日三服。一云用吴茱萸二升、生姜八两，可从。

【方解】此方为人参汤去甘草加吴茱萸而成，下血不止，或吐利不止，必无完气，故用人参汤补虚。其病危急，宜急救其阳，故去甘草；肝阳不足，故加吴茱萸。本证若有吐利者，宜生姜、干姜并用；妇人血虚者，加当归更佳。

当归和阿胶皆能补血，所不同者，当归偏温，故血虚不温者用当归；阿胶偏补，故出血者尤宜。

吴茱萸汤为温肝之方，亦即温血之方，此方偏于温肝之气；若欲补肝之形，宜当归生姜羊肉汤（加阿胶、鸡子黄佳）。

第三章　伤寒奇病

第一节　何为奇病

　　平人伤寒，热传六经，发为六病，名曰伤寒正病，前已具述。然病虽有道，人各不同，其老人、小儿、妇人者，正气多虚，其患伤寒，异于平人正病，故名奇病。奇病是相对伤寒正病而言，它并非由误治而得，故亦有别于误治之坏病。另，伤寒正病者，太阳属膀胱，阳明属胃、大肠，少阳属胆，太阴属脾，少阴属肾，厥阴属肝，此诸脏腑之病伤寒者，已详述迨尽矣，然脏腑十一、奇脉有八，其伤寒传胞中、传肺、传心、传小肠、传三焦而易主症，如发狂、咳嗽、心悸、发黄、身肿者，皆不具于前文伤寒正病，故列为奇病。

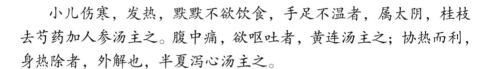

第二节　奇病论治

　　小儿伤寒，发热，默默不欲饮食，手足不温者，属太阴，桂枝去芍药加人参汤主之。腹中痛，欲呕吐者，黄连汤主之；协热而利，身热除者，外解也，半夏泻心汤主之。

　　【注释】小儿伤寒，不欲饮食者，属脾胃虚弱，何以知之？以手足不温，故知其虚，治宜解表，辅以补脾。脾胃不足，表热易乘之，邪热入胃则呕，入脾则腹痛下利，随证治之可也。

　　小儿伤寒，腹中痛者，需分辨之。下利臭秽而腹痛者，属脾热；下利清谷而腹痛者，属脾阳虚。脾热宜用黄芩，脾阳虚宜用干姜；若寒热虚实夹杂者，则需黄芩、干姜并用。

　　呕用生姜，下利清谷则用干姜，呕而下利者，则需生姜、干姜并用。

桂枝去芍药加人参汤方
　　桂枝三两　甘草二两（炙）　生姜三两（切）　大枣十二枚（擘，去核）　人参三两

　　上五味，以水七升，煮取三升，去滓，温服一升。将息如桂枝法。一名桂枝人参汤。

　　【方解】此为桂枝汤化裁而成。桂枝汤解表，因手足不温，阳气不足，且无汗出，故去芍药；默默不欲饮食，故加人参以补脾。

　　此方亦可视为人参汤加桂枝而成，故亦名桂枝人参汤，可治气虚发热（午后低热）。

　　凡诊小儿、老叟、妇人伤寒，握手及足，若见四逆，则有正虚，勿忘补正；若无四逆，则按平人伤寒治之可矣。小儿多脾虚，其病伤寒者，多属太阴；老叟多阳虚，其病伤寒者，多属少阴；妇人多血虚，其病伤寒者，多属厥阴。凡四逆者，皆属阴证，最忌芍药，以芍药苦泄故；且仲景曰"阴不得有汗"，无汗故亦无需用芍药。小儿、老叟、妇人患伤寒表证，症见四逆，虽发热而无汗出，一般用桂枝解表即可（无需麻黄），切不可一见无汗便用

麻黄，否则，误用麻黄发越阳气，难免虚虚之弊。何时单用麻黄？何时单用桂枝？何时麻桂并用？不在于有汗无汗，而在于寒热多少：有恶寒身痛则加麻黄，有发热则加桂枝，恶寒而发热则麻、桂并用，如是而已。世人论伤寒，皆谓之"无汗用麻黄，有汗用桂枝"，此大谬也。

黄连汤方

桂枝三两　甘草二两（炙）　生姜三两　大枣十二枚（擘，去核）　人参三两　黄连三两　半夏半升（洗，去滑）

上七味，以水一斗，煮取五升，去滓，温服，昼三夜二服。

【方解】此方即桂枝去芍药加人参汤化裁而成。方中桂枝解表，人参汤补脾，黄连清胃热以治呕吐之本；半夏合生姜（名小半夏汤）宣发上二焦之气以治呕吐之标。黄连、半夏、生姜合用，为治胃热呕吐之底方，可名小半夏加黄连汤。

一云生姜当用干姜，可从，因小儿脾胃虚弱，恐不堪黄连，故可佐以干姜。若下利清谷、手足不温者，黄连汤中生姜必易为干姜。

半夏泻心汤方

黄芩三两　黄连一两　半夏一升（洗，去滑）　人参三两　干姜三两　甘草二两（炙）　大枣十二枚（擘，去核）

上七味，以水一斗，煮取六升，去滓再煎，取三升，温服一升，日三服。

【方解】此即黄连汤去桂枝加黄芩而成，因表热已解，故去桂枝；协热而利，故加黄芩。

此方为治脾胃病之第一方，凡中焦寒热虚实，症见上呕、中痞、下利者，皆可以之加减。

老叟伤寒，始得之，恶寒身痛，四逆，脉不浮反沉，不发热，不下利者，属少阴，宜麻黄附子甘草汤主之。一二日后发热者，麻黄附子桂枝汤主之。身痛除后，仍发热者，宜桂枝去芍药加附子汤主之。

【注释】老叟多阳虚，故始得伤寒，则发恶寒、身痛、四逆，脉不浮反沉，此诸症者，亦见于少阴脏虚证，然少阴脏虚证必下利，若不下利者，则病未在里，尚在表，属少阴表证。寒邪在表，故恶寒、身痛，阳气内虚故四逆，治宜温阳解表。

少阴表证，一二日后发热者，一如平人伤寒法，加桂枝以发汗退热。若发热后身痛除者，是表寒已解，故无需麻黄，但用桂枝退热即可。何以知表寒已解？凡伤寒热病，有一分身痛，便有一分表寒，身痛去则表寒解。

麻黄附子甘草汤方

麻黄二两　甘草二两（炙）　附子一枚（炮，去皮，破八片）

上三味，以水七升，先煮麻黄一两沸，去上沫；纳诸药，煮取三升，去滓，温服一升，日三服。

【方解】此即麻黄汤加附子一枚而成，麻黄汤温表散寒，附子温肾助阳。虚人不宜过汗，以免亡阳，麻黄用二两即可。

麻黄附子桂枝汤方

麻黄二两　甘草二两（炙）　生姜三两（切）　大枣十二枚（擘，去核）　附子一枚（炮，去皮，破八片）　桂枝一两

上六味，以水七升，先煮麻黄一两沸，去上沫；纳诸药，煮取三升，去滓，温服一升，日三服。

【方解】此即上方加桂枝汤而成，因有发热，故加桂枝汤以发汗退热；阴不得有汗，故虽用桂枝汤而去芍药。

此方亦可视为麻黄桂枝汤加附子而成。一云用《金匮》桂枝去芍药加麻黄细辛附子汤，可参。

桂枝去芍药加附子汤方

甘草二两（炙）　生姜三两（切）　大枣十二枚（擘，去核）　附子一枚（炮，去皮，破八片）　桂枝三两

上五味，以水七升，煮取三升，去滓，温服一升。将息如桂枝法。一名桂枝附子汤。

【方解】此方即上方去麻黄而成，因表寒已解，故去麻黄。

本方亦可视为桂枝汤去芍药加附子而成，用桂枝汤解表，附子温阳，因有阳虚，故去芍药。

妇人伤寒，发热，手足不温者，属厥阴，桂枝去芍药加当归汤主之；手足厥寒，脉细欲绝者，桂枝去芍药加当归吴茱萸汤主之。

【注释】妇人者，多肝虚（血寒），故伤寒常见手足厥寒、脉细欲绝。治妇人伤寒，发汗解表时勿忘温肝补血，勿伤其正。

小儿、老叟、妇人伤寒，皆发热而不汗出，不可见无汗而投麻黄，慎之慎之！

桂枝去芍药加当归汤方

桂枝三两　甘草二两（炙）　生姜三两（切）　大枣十二枚（擘，去核）　当归三两

上五味，以水六升，煮取三升，去滓，温服一升，日三服。

【方解】此方由桂枝汤化裁而成，因有发热，故用桂枝汤解表；本厥阴脏虚，且无汗出，故去芍药，加当归温血，以治妇人手足不温。

桂枝去芍药加当归吴茱萸汤方

桂枝三两　甘草二两（炙）　生姜三两（切）　大枣十二枚（擘，去核）　当归三两　吴茱萸一升

上六味，以水八升，煮取三升，去滓，温服一升，日三服。一名当归四逆汤。

【方解】此方由桂枝去芍药加当归汤复加吴茱萸而成，因手足厥寒（四逆），故加吴茱萸温肝，名为当归四逆汤。若其人内有久寒者，可倍用吴茱萸、生姜。

通行本《伤寒论》当归四逆汤用当归、桂枝、芍药、细辛、甘草、通草、大枣七味，此为错讹，《伤寒得意集》中辨之甚详，可参。

吴茱萸汤主治厥阴脏虚证（方用吴茱萸、人参、生姜、大枣），因有吐

利不止，故用人参补虚。今者妇人伤寒，手足厥寒、脉细欲绝，本于厥阴阳虚，故亦可用吴茱萸汤加减治之。因有发热，故加桂枝解表；尚未吐利，故不用人参而加当归；其证尚缓，故用甘草以和中。如此，桂枝去芍药加当归吴茱萸汤（当归四逆汤）亦可视为吴茱萸汤化裁而成。

妇人伤寒，发热，经水适来，热除而脉迟身凉，此为热入血室，无犯胃气及上二焦，必自愈。

【注释】妇人先得伤寒发热，后来经水，热随血去，则身热除而表自解，无需治之，以防虚虚实实之弊。

妇人经水适来，续得伤寒，经水乃断，胸胁下满，如结胸状，昼日明了，暮则谵语，如见鬼状者，此为热入血室，其血必结。血自下，下者愈。

【注释】妇人先来经水，后得伤寒，因经水下而血室空，表热循督脉内陷于血室，与血互结，其经则断。血闭于下，肝气不利，则胸胁下满，状如结胸。血室者，即胞中，为督脉、任脉、冲脉之源，督脉入络脑，督脉病则谵语，如见鬼状。宜观其经，若经血得下，邪得以出，可望自愈；不然，当下其血，方用桃核承气汤或抵当汤。

伤寒表不解，随经瘀热在里，少腹急结，其人发狂，此为热入血室。外不解者，桃核承气汤主之；无外证，但少腹痛，小便自利者，可攻之，宜抵当汤。

【注释】表证当属督脉病，以督脉为诸阳主气故；督脉无络属脏腑，故表证为六经所共有。表热本应传入六经，今者反循督脉入于血室（胞中）。血结胞中，故少腹急结；热上冲脑，其人发狂。治当下其血，血下则热去；若表未解者，宜先解表。若无表证，但少腹痛，不发狂者，是瘀胜于热。

少腹急结者，太阳腑实证亦可见，然其人必伴见小便不利，方为太阳病；若小便自利，则病不在太阳，可资鉴别。

桃核承气汤方

桃仁五十个（去皮尖）　大黄四两　芒硝二两　甘草二两（炙）
桂枝二两

上五味，以水七升，煮取二升半，去滓，纳芒硝，更上火微沸，下火，先食温服五合，日三服，当微利。

【方解】此方即桂枝汤化裁而成，因表未解，故用桂枝汤解表；无汗出，故不用芍药；里有热，故去姜、枣而加大黄、芒硝；热与血结，故加桃仁活血化瘀。此方治热入血室、热重于瘀者，若无表证，可去桂枝。

本证属瘀血蓄结胞中，虽用桂枝汤而不用芍药，可知芍药并无活血之能，否则不需去之。观仲景治瘀血诸方如抵当汤、下瘀血汤、大黄牡丹汤皆不用芍药。

抵当汤方

水蛭（熬）　虻虫各三十个（去翅足，熬）　桃仁二十五个（去皮尖）　大黄二两（酒洗）

上四味，以水五升，煮取三升，去滓，温服一升。不下，更服。

【方解】此方由桃核承气汤化裁而得。血结在下，故仍用大黄、桃仁攻下其结；因无表证，故去桂枝；瘀重热轻，故去芒硝，加水蛭、虻虫（若无虻虫亦可用䗪虫代之）。

张仲景治瘀血者，常去甘草，小便不利者，亦去之。

桃仁与水蛭、虻虫、䗪虫、蛴螬诸虫，皆可活血化瘀，所不同者，桃仁去无形之瘀（新瘀），诸虫去有形之瘀（久瘀）。

伤寒表未解，干呕发热而咳者，小青龙汤主之。若烦渴者，小青龙加石膏汤主之，此热在上焦，久不解者，虚羸少气，心中烦热，时自汗出，舌干，渴欲饮水，呷嗽不已，竹叶石膏汤主之。

【注释】伤寒多表闭，表闭则气机不利，胃气不利则呕，肺气不利则咳（或喘），治当解表，兼以理气。不然，邪热内传入肺，则咳而渴；肺热郁结，发为肺痈；久咳不止，发为肺痿。

小青龙汤证属表闭呕逆，非表热传于肺中；若更见烦躁者，为表热传肺，治宜加石膏清热除烦。

久咳不止，由实转虚，其人少气、口渴，心中烦热，治宜竹叶石膏汤。甚者肺痿，宜麦门冬汤主之。

小青龙汤方

麻黄三两　桂枝二两　甘草二两（炙）　生姜三两（切）　大枣十二枚（擘，去核）　五味子半升　半夏半升（洗，去滑）

上七味，以水一斗，先煮麻黄，减二升，掠去上沫，纳诸药，煮取三升，去滓，温服一升。一云有细辛三两。

【方解】此为麻黄桂枝汤加半夏五味子而成，麻黄桂枝汤解表，半夏宣发肺气，五味子敛肺止咳，二药合用，可散可敛，标本兼治，诚为治咳第一组合，不论寒热虚实，皆可用之。通行本《伤寒论》尚有细辛三两，细辛温肺，可安未病之地，以防传变。

伤寒咳嗽，小青龙汤主之，若咳痰者加紫菀、款冬花，咽喉不利者加射干，喘者去五味子加杏仁。

肺主气之宣发肃降，肺气失宣则咳，肺气失降则喘，故宣肺宜半夏，降肺宜杏仁，此二者皆色白入肺也。五味子者，功善敛肺，咳则用之，喘者不宜；肺中有热，亦宜减量。

半夏，历代医家皆谓之降逆止呕，实不敢苟同。半夏色白味辛性平，色白则入肺不入胃，味辛则升散，故不降逆，何以能降逆止呕？半夏当入肺宣肺以止咳，止呕当用生姜，生姜色黄入胃，味辛能升，故可发越胃气而止呕。呕属中焦，发越胃气者，需由上焦而出，故用生姜止呕并常伍以半夏，非用半夏止呕，今为之辨。仲景治咳诸方，几乎无一不用半夏；止呕诸方，几乎无一不用生姜；二药合用，可宣发中上二焦之气，故常相伍为用。半夏太燥，渴者不宜，宜减量或去之。

小青龙加石膏汤方

麻黄三两　桂枝二两　甘草二两（炙）　生姜三两（切）　大枣十二枚（擘，去核）　五味子半升　半夏半升（洗，去滑）　石膏三两（打）

上八味，以水一斗，先煮麻黄，减二升，掠去上沫，纳诸药，煮取三升，去滓，温服一升。若咳而胸痛，甚者唾脓血者，属肺痈，加葶苈半升。

【方解】此虽名小青龙加石膏汤，实亦大青龙汤加半夏、五味子而成。

凡咳，渴而咽痒者属津虚，需减半夏（一云不用半夏）复加栝楼根。

肺热壅盛，发为肺痈，其症咳唾脓血、胸中隐痛、脓未成者，宜加葶苈泻肺；脓已成者，复加桔梗排脓。

竹叶石膏汤方

竹叶三两　石膏一斤（打）　半夏半升（洗，去滑）　麦门冬一升（去心）　人参三两　甘草二两（炙）　生姜三两（切）　大枣十二枚（擘，去核）

上八味，以水一斗二升，煮取六升，去滓，温服二升，日三服。

【方解】此方由小青龙加石膏汤化裁而成，因无表证，故去麻桂；新增心烦，故加竹叶除烦；虚羸少气，故加人参、麦冬。

若无心烦，可去竹叶。本方去竹叶、石膏，可治阴虚肺痿（仿麦门冬汤）。

半夏宣肺止咳，五味子敛肺止咳，咳嗽初起常两药相伍为用。竹叶石膏汤证属久咳，非新咳，故但用半夏止咳，未伍以五味子。邪气闭表，肺气不利而咳嗽者，方可用五味子；若表热入肺，慎用五味子，以免敛邪，发为肺痈。

热在上焦，因咳而肺痿，其症咳浊唾涎沫、虚羸少气、口渴，脉虚数，治宜麦门冬汤（即竹叶石膏汤去寒凉之竹叶、石膏而成）。阴虚及阳，肺中冷，多嚏，宜加干姜、细辛。

伤寒二三日，心中悸而烦者，桂枝去芍药加竹叶汤主之。

【注释】伤寒表未解而烦者，表热欲内传。心中悸者，心阳本虚，以心阳虚，故表热乘虚传入于心，邪热扰心而发为心烦，治宜解表除烦，方用桂枝去芍药加竹叶汤。

桂枝去芍药加竹叶汤方

桂枝三两　甘草二两（炙）　生姜三两（切）　大枣十二枚（擘，去核）　竹叶三两

上五味，以水七升，煮取三升，去滓，温服一升。将息如桂枝法。

【方解】此方由桂枝汤化裁而成，桂枝汤解表，因心悸故去芍药，有心烦故加竹叶。

脉结代，心动悸者，炙甘草汤主之。

【注释】伤寒，初传入心者，但心中悸而烦；心者属脏，脏主藏而不泻，邪热扰之，则反泻而不藏，转为虚证。心藏神，神不内藏则发为动悸；心动悸则宗气外泄，宗气者，所以贯心脉而司呼吸者也；宗气外泄则行血不力，故脉结代。此证为心虚重证，阴阳俱不足，阴不涵阳故宗气外泄。

炙甘草汤方

甘草四两（炙）　生姜三两（切）　大枣三十枚（擘，去核）桂枝三两　人参二两　阿胶二两　小麦一升　生地黄一斤　麦冬半升

上九味，以清酒七升，水八升，先煮八味，取三升，去滓，内胶烊消尽，温服一升，日三服。

【方解】此方由人参汤（人参、甘草、生姜、大枣）化裁而成，人参汤为补虚第一方，因脉结代，故倍用炙甘草为君，以补宗气，佐以小麦、大枣以补心气，此三药合用，名甘麦大枣汤。臣用桂枝温心阳止悸、生地补阴涵阳除动悸、阿胶补血养形以充脉、麦冬补肺以益气，如此者，气血生化有源，宗气复贯心脉，结代乃去。

仲景用地黄者，必用酒服，以制其弊（易腹胀、滑泻），观肾气丸、大黄䗪虫丸、胶艾汤诸方可知。

通行本《伤寒论》炙甘草汤有麻子仁，恐为错讹。麻子仁滑泻，虚证不宜；若言用麻子仁以养血，不如用当归。麦冬恐当作小麦，小麦善补心气，合炙甘草、大枣即为甘麦大枣汤。通行本《伤寒论》炙甘草汤中麦冬、麻子

仁应当作龙骨、牡蛎，如是，则炙甘草汤当作——炙甘草、小麦、大枣、桂枝、龙骨、牡蛎、人参、生姜、地黄、阿胶，共十味，融甘麦大枣汤（治心气不足）、人参汤（治气虚）、桂枝甘草龙骨牡蛎汤（治惊悸）、生地合阿胶养阴涵阳。

向读《金匮》用炙甘草汤以治肺痿，以为补虚诸方，无出炙甘草汤之右者。其用炙甘草补宗气，小麦补心，麦冬补肺，人参合姜、枣补脾，地黄补肾，阿胶补肝，五脏皆可补，胜于建中汤矣（建中汤但补脾胃，以建中气）。建中汤与炙甘草汤，皆可治伤寒所致虚劳，非治虚人伤寒也，虚人伤寒自有桂枝去芍药加人参汤（太阴）、桂枝去芍药加附子汤（少阴）、桂枝去芍药加当归汤（厥阴），足矣。建中汤与炙甘草汤皆补剂，表未解者不宜。

伤寒，发热汗出者，此为热越，不能发黄也；但头汗出，身无汗，齐颈而还，小便不利，心中懊恼者，此为瘀热在里，身必发黄。其表未解者，麻黄生栀柏皮汤主之；无表证者，栀子柏皮汤主之。

【注释】伤寒表闭，汗不得出，小便不利，则邪热不得随津液外出，随经郁热在里，熏蒸脾胃则现其本色，发为身黄。

发黄虽属中焦脾胃，实为小肠病，以小肠主泌别清浊，若失其职则浊气泛表而发黄。若表热内陷小肠，外证自解者，但泻小肠可也。

麻黄生栀柏皮汤

麻黄三两　桂枝二两　甘草二两（炙）　生姜三两（切）　大枣十二枚（擘，去核）　肥栀子十五个（擘）　柏皮二两

上七味，以水九升，先煮麻黄，减二升，掠去上沫。纳诸药，煮取三升，去滓，温服一升。

【方解】此为麻黄桂枝汤加栀子柏皮而成，用麻黄桂枝汤以解表，加栀子柏皮汤以泄热退黄。栀子清心火，柏皮泻小肠，心与小肠相表里，故栀子合柏皮为除黄之第一方。通行本《伤寒论》麻黄连轺赤小豆汤中有"生梓白皮"，疑为"生栀柏皮"之讹。

栀子柏皮汤方

肥栀子十五个（擘）　柏皮二两　甘草一两（炙）

上三味，以水四升，煮取一升半，去滓，分温再服。食谷头眩，腹微满者，名曰谷疸，宜本方去甘草加茵陈蒿六两，名茵陈蒿汤。

【方解】此即麻黄生栀柏皮汤去解表之麻黄桂枝汤而成。若发黄腹满、食谷头眩者，名曰谷疸，宜再加茵陈蒿以利谷浊。

茵陈并非治黄要药，观《金匮》治黄诸方，皆用栀子、柏皮，几不用茵陈，可知。茵陈蒿善利谷浊，故过食肥甘厚味而内生浊热者，皆可服之。

伤寒，恶风无汗，一身悉肿，脉浮不渴者，名风水，麻黄加防己白术汤主之；后发热，续自汗出者，桂枝加防己白术汤主之；身灼热，口烦渴者，白虎加防己白术汤主之。久久其身必甲错，发热不止者，必生恶疮；久不愈者，必致痈脓。

【注释】《灵枢·本藏》云"肾合三焦膀胱，三焦膀胱者，腠理毫毛其应"，故伤寒传三焦则病水（水肿），名为风水。三焦为水道，水道不利，水气为病，或汗出不畅而发疹，或泾溲不利而身肿，若兼郁热则可发为黄汗。

风水传变，亦遵六经，外邪在表先化热，然后内传入里。风水之治，不外伤寒六经诸法，所不同者，宜加防己消身肿、白术化水气。若治不及时或治不得法，热不得泄，当发痈脓。皮肤疮疡痈脓者，宜百合洗之。

麻黄加防己白术汤方

麻黄三两　甘草二两（炙）　防己三两　白术三两

上四味，以水五升，先煮麻黄，去上沫，纳诸药，煮取三升，温服一升，重覆汗出。不汗，再服，慎风寒。

【方解】此即麻黄汤加防己、白术而成，又名防己麻黄汤。方用麻黄汤解表，防己消肿，白术除水气。

本方主治"伤寒，恶风无汗，一身悉肿，脉浮不渴者"，若其人渴者，麻黄不中与之，宜加石膏，此即越婢汤之义，婢者闭也。

麻黄温表散寒，可除由外入里之水气；防己味辛平，通腠理，能除三焦外泛腠理之水气，故善消水肿；白术苦燥，能除一身内外之水气。

桂枝加防己白术汤方

桂枝三两　芍药三两　甘草二两（炙）　生姜三两（切）　大枣十二枚（擘，去核）　防己三两　白术三两

上七味，以水七升，煮取三升，温服一升，如桂枝法将息。

【方解】此即桂枝汤加防己白术而成，可名防己桂枝汤。

白虎加防己白术汤方

石膏半斤　知母三两　芍药三两　甘草二两（炙）　生姜三两（切）　大枣十二枚（擘，去核）　防己三两　白术三两

上方，以水七升，煮取三升，分温三服。

【方解】此即白虎汤加防己白术而成，可名防己白虎汤，主治风水热盛者（风水传入阳明）；若更见日晡潮热者，宜承气汤加防己白术，名曰防己承气汤。

风水，脉沉身肿，汗出恶风者，防己黄芪汤主之。

【注释】虚人病风水，或久病风水、壮火食气、由实转虚、表虚不固者，则汗出恶风。因无发热，不可发汗，宜防己黄芪汤主之。

防己黄芪汤方

防己三两　黄芪三两　白术三两　甘草二两（炙）

上四味，以水六升，煮取三升，去滓，分温三服。恶寒者加附子一枚。

【方解】此方由防己麻黄汤去麻黄加黄芪而成，因无表实，故去麻黄；表虚汗出，故加黄芪固表。黄芪味甘，能补卫气，色黄入于三焦，可通行三焦腠理，三焦虚者尤宜。表有热者，不宜黄芪。

病水，外证腹满跗肿，小便不利，脉沉者，名里水，其人或心下悸，或喘，或咳逆倚息不得卧，防己茯苓汤主之。

【注释】三焦水道不利，水气外泛则见外证跗肿；水气聚而成饮，则腹满；水病肤肿，其脉自沉，名曰里水。

防己茯苓汤方

防己三两　黄芪三两　白术三两　茯苓六两

上四味，以水六升，煮取三升，去滓，分温三服。若心下悸者加桂枝三两，喘者加杏仁七十枚，咳逆倚息不得卧者加葶苈子一升。

【方解】此方即防己黄芪汤去甘草加茯苓而成，因小便不利而腹满故去甘草。

通行本《金匮要略》防己茯苓汤有甘草、桂枝，恐为错讹。张仲景治小便不利者，常去甘草，三焦水道不利而病水者，亦宜去之。里水，无表证，亦无心下悸，故不需桂枝，有心下悸者可加桂枝。

治水气病必用防己白术，视三焦何部不利而随证治之。肺失通调者加葶苈子，膀胱气化不利者加茯苓，脾热生湿者加黄芩（小阴旦汤），脾虚生湿者加大枣（人参汤），肾阳不足者加附子（玄武汤），妇人血不利而为水者加桃仁（桂枝茯苓汤），表实者加麻、桂，表虚者加黄芪。

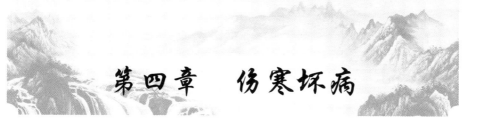

第四章　伤寒坏病

第一节　表证坏病

伤寒，已发汗，若吐、若下、若温针，仍不解者，此为坏病，桂枝不中与之也。观其脉证，知犯何逆，随证治之。

【注释】伤寒热病，表未解者宜发汗，里成实者宜攻下，汗下不当则变证纷生，名为坏病。①本非桂枝证，反用桂枝汤者，徒增内热。②伤寒，若发汗不当，用麻桂而不加姜枣，中气乃虚，不能运化，发为腹胀满；作桂枝汤未加芍药，则营伤而身疼痛。③过汗亡津，阳随津脱，或伤心阳，或伤肾阳，或心肾俱伤；单用桂枝未用麻黄者，过汗易伤心阳导致心阳虚；麻、桂并用，过汗则容易发越肾阳导致肾阳虚。④伤寒，不当攻下而反攻下之，易伤脾胃，表热内陷，陷于胃则或发为痞，或发为结胸；陷于脾则腹满而痛；大下者，必洞泄，利久气尽，血自下，血随利亡。

桂枝本为解肌，若其人脉浮紧、发热汗不出者，不可与之也。常须识此，勿令误也。

【注释】脉浮紧、发热汗不出者，表寒未解，腠理未开，治宜麻黄桂枝汤，不可与桂枝汤。若强与服桂枝汤，虽欲作汗而汗不得出，反增壅热，热郁在里则烦躁、目瞑，剧者必衄。解救之法，表未解者，大青龙汤主之；无表证者，白虎汤主之。

服桂枝汤，大汗出后，大烦渴不解，脉洪大者，白虎汤主之。

【注释】服桂枝汤，法当微汗出，今大汗出者，必因服汤不得法，或不当服桂枝汤而反服之，徒增内热，清热宜白虎汤。

发汗后，不欲饮食者，人参汤主之；腹胀满者，厚朴汤主之。

【注释】此证病机为汗不得法（作桂枝汤而未加姜枣），伤及中焦气机，脾伤则运化无力而不欲饮食，胃伤则胃气不降发为胀满，但为气痞，无所结，故满而不痛。腑气不降，逆而上行，或呕或喘，随证治之。

厚朴汤方

厚朴半斤　人参三两　生姜三两（切）　甘草二两（炙）　大枣十二枚（擘，去核）

上五味，以水一斗，煮取三升，去滓，温服一升，日三服。

【方解】此为人参汤加厚朴而成，因误下伤中，故用人参汤补虚；因腹满，故加厚朴下气除满。若呕者，加半夏半升；喘者，加杏仁半升。

发汗后，身疼痛，脉沉迟，其人不恶寒者，桂枝去桂加人参汤主之。若恶寒者，属少阴，宜四逆辈主之。

【注释】言"发汗后，身疼痛"，而不言"发汗后仍身疼痛"，是本无"身疼痛"，误汗后才身疼痛。本非桂枝证而误用汗法，或本桂枝证误用麻黄桂枝汤，或作桂枝汤未用芍药，则过汗伤营，营虚故身疼痛或腹中痛、脉沉迟；因汗出表热去，故但复营即可，宜桂枝去桂加人参汤。

营虚身疼痛者需与少阴病脉沉身痛相鉴别，后者属少阴病，当有恶寒或四逆或下利，可资鉴别。后者可予附子甘草汤或芍药甘草附子汤。

桂枝去桂加人参汤方

芍药三两　甘草二两（炙）　生姜三两（切）　大枣十二枚（擘，去核）　人参三两

上五味，以水六升，煮取三升，去滓，温服一升，日三服。

【方解】此为桂枝汤化裁而成，因无表热，故去桂枝；营虚故仍用芍药，若腹中急痛者可倍用芍药；更加人参补气益虚，合姜、枣、草以益生化之源。本方亦可视为人参汤加芍药，可名芍药汤。

脉微弱，汗出恶风者，不可发汗，汗之则厥逆，筋惕肉瞤，此

为逆也，四逆加人参汤主之。汗多亡阳，遂虚，昼日烦躁不得眠、夜而安静者，干姜附子汤主之。

【注释】汗出恶风，脉浮者，属表热证，宜桂枝汤主之。若脉微弱者，属阳虚，不可发汗，宜温阳，四逆汤主之。若汗之，则阳愈虚，阳不温表则厥逆、筋惕肉𥆧，宜四逆加人参汤主之。剧者，昼日烦躁不得眠、夜而安静，此为阳虚阴格；昼日虚阳得天阳之助，尚可与阴气一争，故躁烦；夜间虚阳无力与阴争，故反静，急当救阳，不可蹉跎。

四逆加人参汤方

甘草二两（炙）　干姜一两半　附子一枚（生用，去皮，破八片）　人参一两

上四味，以水三升，煮取一升二合，去滓，分温再服。一名四顺汤。

【方解】此为四逆汤加人参而成，人参虽能补虚，毕竟属阴，亡阳者不宜多用。

干姜附子汤方

干姜一两　附子一枚（生用，去皮，切八片）

上二味，以水三升，煮取一升，去滓，顿服。

【方解】此即四逆汤去甘草而成，为救阳最强方。

发汗后，脉促胸满者，桂枝去芍药汤主之。其人又手自冒心，心下悸，欲得按者，桂枝甘草汤主之。

【注释】此为治不得法，误汗伤及心阳。心阳虚，轻者但胸闷，剧者心下悸、欲得按，甚者则惊狂。

桂枝去芍药汤方

桂枝三两　甘草二两（炙）　生姜三两（切）　大枣十二枚（擘，去核）

上四味，以水七升，煮取三升，去滓，温服一升。

【方解】芍药者，四逆去之，胸闷亦去之，以其苦泄故。

桂枝甘草汤方

桂枝四两　甘草二两（炙）

上二味，以水三升，煮取一升，去滓，顿服。若惊狂者，加蜀椒龙骨牡蛎各三两，名桂枝救逆汤。

【方解】此即桂枝去芍药汤再去姜、枣而成，以其非用桂枝以发汗，故不需姜、枣以益生化之源。

发汗后，其人脐下悸者，欲作奔豚，茯苓桂枝甘草大枣汤主之。

【注释】心属火，为阳中之至阳，若发汗太过，伤及心阳，心阳不足则下焦阴寒之气蠢动，欲作奔豚。

茯苓桂枝甘草大枣汤方

茯苓半斤　桂枝四两　甘草二两（炙）　大枣十五枚（擘，去核）

上四味，以水一斗，先煮茯苓，减二升，纳诸药，煮取三升，去滓，分温三服。

【方解】此方即桂枝甘草汤加茯苓、大枣而成，加茯苓者，泻下焦阴寒之气；加大枣者，补土筑坝以拦水。

奔豚病，气从少腹起，上冲咽喉，发作欲死，气复还则止，奔豚汤主之。

【注释】奔豚未作时宜服苓桂枣甘汤，不然，奔豚发则阴寒之气凌心，气从少腹，直冲咽喉，心悸欲死；心者神之所，神复则气返，奔豚乃止。

奔豚汤方

茯苓半斤　桂枝五两　蜀椒三两（去汗）　龙骨四两　牡蛎四两

上五味，以水一斗，先煮茯苓，减二升，纳诸药，煮取三升，分温三服。

【方解】此方由茯苓桂枝甘草大枣汤去大枣、甘草，加蜀椒、龙骨、牡蛎而成。奔豚病，下焦阴寒之气上冲心胸，故用茯苓泻下焦寒气、桂枝温心阳以抑寒气上冲；去枣、草者，不欲其缓；加蜀椒者，散五脏六腑之寒；加龙骨、牡蛎以镇其冲气并止惊悸。一云可加五味子敛其冲气，可参。

伤寒，发汗吐下后，虚烦不得眠者，竹叶汤主之；若剧者，必反复颠倒，心中懊恼，栀子豉汤主之。

【注释】此为误治后表热内陷于心，轻者但心烦，重者反复颠倒，心中懊恼，不得眠。

竹叶汤方
竹叶四两　甘草二两（炙）
上二味，以水六升，煮取三升，去滓，分温三服。

【方解】竹叶清心除烦，除虚烦，烦之轻症者。

栀子豉汤方
栀子十四枚（擘，去核）　豉四合（绵裹）
上二味，以水四升，先煮栀子，得二升半，纳豉，煮取一升半，去滓，分为二服，温进一服。若少气者，加炙甘草四两；呕者，加生姜三两；胸中窒、心中结痛者，加枳实三两；腹满者，加枳实三两、厚朴四两；下利者加干姜二两。

【方解】邪热入心，上扰神明，故烦躁不得眠。栀子色红入心，味苦寒，故能清心热；豆豉色黑入肾，味咸亦入肾，形亦似肾，故豆豉可引火入阴（肾阴），合栀子则善清上焦之热。

《经》曰"阳入于阴则寐，阳出于阴则寤"，豆豉引阳入阴，故可治不寐。豆豉色黑，葛根色白，葛根可起阴济阳，二者合用，一黑一白，升降阴阳，暗合太极阴阳之意。

栀子苦寒，其人旧微溏者，脾胃虚弱，慎用栀子，若需用之，常佐以干姜。

伤寒，若吐，若下后，心下逆满，气上冲胸，起则头眩，脉沉紧，茯苓桂枝白术甘草汤主之。

【注释】饮入于胃，游溢精气，故心下恒有水气。若误下伤胃，胃气不利故心下逆满；胃中水气逆乱，上凌清阳，上冲于胸则心下悸，上冲于脑则头眩。未言小便不利者，因误下伤胃，未伤及肾或膀胱，故小便自利。

茯苓桂枝白术甘草汤方
茯苓四两　桂枝三两　白术三两　甘草二两（炙）

上四味，以水六升，煮取三升，去滓，分温三服。

【方解】此为胃中水气为患，非停饮，故不用五苓散，但用白术燥湿化水气，伍以茯苓利小便以除心下满，桂枝温心阳以抑水气上冲。

一云茯苓当作泽泻，可从。泽泻善除颠顶水气以治头冒眩，《金匮》有泽泻汤治"心下有支饮，其人苦冒眩"者，方用泽泻五两、白术二两。

下之后，心下痞硬满，引胁下痛，此表解里未和也，十枣汤主之。

【注释】此为误下伤胃，胃中水气横逆胸膈，名曰悬饮。

十枣汤方
芫花（熬）　甘遂　大戟

上三味，各等分，各捣为散；以水一升半，先煮大枣肥者十枚，取八合，去滓，纳药末。强人服一钱匕，羸人服半钱。温服之，平旦服。若下后病不除者，明日更服加半钱，得快下利后，糜粥自养。

【方解】此方为逐水最强方，非五苓散可匹。

伤寒，医反下之，胃中空虚，阳气内陷，心下因硬，则为结胸。从心下至少腹硬满而痛，不可近者，大陷胸汤主之。

【注释】伤寒本应发汗，若反误下，邪热内陷，若与心下水气互结，则成结胸。若无所结，则但发为痞耳。

结胸者，但在心下，名小结胸，其症尚轻；若结于胃肠，则从心下至少腹硬满而痛，不可触扪，名大结胸。

阳明腑实证，但腹满实痛，心下自和，为热与燥屎互结；大结胸者，从心下至少腹皆硬满而痛，属热与水气互结。二者皆用大黄、芒硝通下泻热，所不同者，阳明腑实证加枳实、厚朴以下气，大结胸者加甘遂以逐水。

大陷胸汤方

大黄六两　芒硝一升　甘遂一钱匕

上三味，以水六升，先煮大黄取二升，去滓，纳芒硝，煮一两沸；纳甘遂末，温服一升。得快利，止后服。一云加葶苈子半升。

【方解】大结胸证为水热互结之重证，故用大黄、芒硝通腑泻热，加甘遂泻水。甘遂难溶于水，故为末送服。

小结胸病，正在心下，按之则痛，脉浮滑者，小陷胸汤主之。

【注释】大结胸病者，水热互结之重证；小结胸病者，热结于心下，其证较轻。

小陷胸汤方

黄连一两　枳实三两（炙）　白术三两

上三味，以水六升，煮取三升，去滓，分温三服。

【方解】邪热入胃，故用黄连清胃热；心下有水气，故用白术燥湿；水热互结，故加枳实散结。枳实合白术，名曰枳术汤，专治心下支饮。

通行本《伤寒论》小陷胸汤作黄连、半夏、栝蒌实，恐有错讹。半夏主散上焦及咽喉，结胸属中焦气结者，枳实胜于半夏；栝蒌实宽胸散结，亦攻上焦，此二者皆非中焦所宜，当作枳实、白术为是。

心下痞，按之濡不痛，其脉关上浮者，泻心汤主之。

【注释】邪热内陷于胃，若无所结，则不发为结胸，但气痞耳，按之软而不痛，治宜清胃消痞。

泻心汤方

大黄连一两

上一味，以麻沸汤二升，渍之须臾，绞去滓，分温再服。

【注释】痞者，胀之轻也，故用黄连渍之者，取其气也。夫胃热用黄连，呕者加半夏、生姜，胀者加枳实、厚朴，痛者加枳实、白术。黄连偏寒，脾胃虚弱者慎之，多佐姜。

通行本《伤寒论》泻心汤有大黄、黄芩，恐为错讹。心下痞，热但在胃，未入于肠，若有热利，可加黄芩；若有便结，可加大黄。今二症皆无，是病未及肠，故但用黄连一味即可。

伤寒发汗，若吐，若下，解后，心下痞硬，噫气不除者，代赭泻心汤主之。

【注释】此为伤寒误治，表热内陷于胃，故心下痞硬；胃气不降，则噫气不除。

代赭泻心汤方

代赭石一两　黄连一两　半夏一升（洗，去滑）　人参三两甘草二两（炙）　生姜五两（切）　大枣十二枚（擘，去核）

上七味，以水一斗，煮取六升，去滓再煎，取三升，温服一升，日三服。

【方解】本方由半夏泻心汤去黄芩加代赭石而成，因无下利，故不用黄芩、干姜；中气虚故用人参汤补气；气逆则用半夏合生姜宣发胃气；代赭石降逆止噫。

伤寒误治，中焦脾胃虚弱者，宜人参汤补之；中焦气机未复，上逆为噫气者，加代赭石；下发为腹胀满者加厚朴。

伤寒，下之后，心下痞，呕吐，腹中雷鸣切痛下利者，半夏泻心汤主之。

【注释】此为误下，伤及脾胃，胃虚则邪热内陷发为痞、呕，脾虚则内寒而腹痛下利。痞、呕、利俱见者，中焦寒热错杂也，宜半夏泻心汤主之。

消渴，气上撞心，心中疼热，饥不欲食，食则吐，下利不止者，乌梅丸主之。

【注释】上条半夏泻心汤证为中焦寒热错杂，本证则为胃热脾寒，胃热故消渴；气上撞心、心中疼热，则饥不欲食，食则吐；脾寒故下利不止。

乌梅丸方

乌梅三百枚　黄连十六两　栀子六两　干姜十两　附子六两（炮）　细辛六两　吴茱萸六两　桂枝六两　蜀椒四两　人参六两

上十味，异捣筛，合治之，以苦酒渍乌梅一宿，去核，蒸之五斗米下，饭熟捣成泥，和药令相得；纳白中，与蜜杵二千下，丸如梧桐子大。先食饮服十丸，日三服，稍加至二十丸。禁生冷、滑物、臭食等。

【方解】本证病机与半夏泻心汤证略同，故亦用干姜、黄连；本证下利不止且消渴，较半夏泻心汤证为重，故君用乌梅生津止渴、酸敛止利，加人参补虚；黄连清胃热，栀子除心中疼热；干姜温脾止利，附子温肾，蜀椒散五脏之寒；更加桂枝温心、细辛温肺、吴茱萸温肝，则五脏俱温。

本方可清心、胃，温五脏，通治寒热虚实，为方之大者；本方可清热散寒，为消法之大方；炙甘草汤可补五脏，为补法之大方。

半夏泻心汤主治痞、呕、利者；代赭泻心汤主治痞、呕（噫气不除）而不下利者；乌梅丸则治痞、下利、消渴者（不呕）。

本桂枝证，医反下之，利遂不止，下利腐秽，心下痞者，葛根黄芩黄连汤主之。

【注释】伤寒误下，脾胃乃伤，表热内陷，热陷于胃则心下痞；陷于脾则协热而利、利下臭秽不止。

葛根黄芩黄连汤方

葛根半斤　黄芩三两　黄连三两　甘草二两（炙）

上四味，以水八升，先煮葛根，减二升，纳诸药，煮取二升，去滓，分温再服。

【方解】此为半夏泻心汤去人参、姜、枣加葛根而成。方用黄连清胃热以除心下痞，黄芩清脾热以治热利，更加葛根升提止泻。若有腹痛者，加芍药三两。

伤寒热利，常用小阴旦汤，若日下利数十行者，可用小阴旦汤加葛根升提止泻。

本桂枝证，下之后，利遂不止，表里不解者，桂枝理中汤主之；外解已，下利清谷者，理中汤主之。

【注释】此为误下伤及脾阳，发为寒利。葛根芩连汤证亦属误下而得，然属协热利，故下利臭秽，与本证下利清谷不同。

桂枝理中汤方

桂枝三两　人参三两　甘草二两（炙）　干姜三两　大枣十二枚（擘，去核）

上五味，以水七升，微火煮取三升，去滓，温服一升，覆取微似汗。

【方解】此为理中汤加桂枝而成，下利不止，故用理中汤温脾止泻，因有表证未解，故加桂枝。

治病之要，急则治其标，缓则治其本。下利不止者，或升提止泻（邪未去者），或涩肠止泻（正已虚者），先治其标。脾热而下利不止者，用葛根升提止泻；脾虚而下利不止者，可加葱白升提止泻，亦可加赤石脂、禹余粮固涩止泻。

第二节　少阳坏病

少阳病，胁下硬满，干呕不能食，往来寒热，尚未吐下，脉沉紧者，与柴胡汤。若已吐、下、发汗、温针，谵语，柴胡汤证罢者，此为坏病。

【注释】少阳三禁：禁汗、吐、下，当清解少阳。

少阳不可发汗，发汗则谵语，此属胃，柴胡加大黄芒硝汤主之。

【注释】少阳当清胆热，反用麻桂发汗，麻桂入胃，反增内热，发为谵语。

柴胡加大黄芒硝汤方
柴胡八两　甘草二两（炙）　枳实三两（炙）　芍药三两　大黄四两（酒洗）　芒硝三合

上六味，以水一斗二升，煮取六升，去滓再煎，取三升，纳芒硝，温服一升，日三服。一名大柴胡汤。

【方解】此即大柴胡散加大黄、芒硝而成，胃热谵语，故加大黄、芒硝。大黄、芒硝合甘草，名调胃承气汤，专治阳明谵语。

少阳病，加温针，则悸而惊，柴胡加龙骨牡蛎汤主之。

【注释】此少阳病合并心阳虚，因受惊而心神去、心阳虚。

柴胡加龙骨牡蛎汤方
柴胡四两　枳实三两（炙）　芍药三两　甘草二两（炙）　桂枝三两　龙骨三两　牡蛎三两

上七味，以水八升，煮取四升，去滓，温服一升，日三夜一服。

【方解】此即大柴胡散加桂枝甘草龙骨牡蛎汤而成，若惊狂者，可再加蜀椒。

少阳病，已发汗而复下之，胸胁满微结，小便不利，渴而不呕，但头汗出，往来寒热，下利心烦者，此为未解也，柴胡桂枝干姜汤主之。

【注释】少阳病，汗下后，仍胸胁满微结者，少阳证仍在；但头汗出，往来寒热者，表未解；小便不利而渴，少腹不满者，属津亏（若少腹满则属太阳病）；下利者，误下伤脾而下利。

柴胡桂枝干姜汤方

柴胡八两　枳实三两（炙）　芍药三两　甘草二两（炙）　桂枝三两　干姜三两　人参三两　栝楼根四两　牡蛎二两

上九味，以水一斗二升，煮取六升，去滓，再煎，取三升，温服一升，日三服。

【方解】此为大柴胡散加味而成。少阳病误治，少阳证仍在，故仍用大柴胡散；因胁下痞硬，故加牡蛎软坚散结；表证未解，加桂枝解表；新增下利，故加干姜；渴者属津亏，加栝楼根生津止渴。若心烦喜呕者，可加黄连、半夏、生姜。

下篇

十二经辨证及卒病、内伤杂病证治

第一章　重构伤寒
——十二经辨证概貌

　　风为百病之始，绝大部分的疾病都是由外感而引起，外邪伤人遵循"表→经络→脏腑"的传变次序，《伤寒论》的"六经辨证"只系统论述了足太阳膀胱、足阳明胃（肠）、足少阳胆、足太阴脾、足少阴肾、足厥阴肝等脏腑经络的病变，未系统论述手太阴肺、手少阴心、手太阳小肠、手少阳三焦等脏腑经络的病变，而《金匮要略》中的《肺痿肺痈咳嗽上气病篇》论述的是手太阴肺病，《奔豚气病篇》《胸痹心痛短气病篇》论述的是手少阴心病，《痰饮病篇》《水气病篇》论述的是手少阳三焦病，《黄疸病篇》论述的是手太阳小肠病，《呕吐哕下利病篇》论述的是手阳明胃病，正好可以弥补《伤寒论》的不足，因此，本章尝试整合《伤寒论》外感热病与《金匮要略》内伤杂病，将手足三阴三阳诸脏腑经络按照"表→经络→脏腑"的发病与传变规律重新编次，形成"十二经辨证体系"。

　　疾病之名，数之可百，推之可千，然其要者，在人体躯，不离脏腑。人

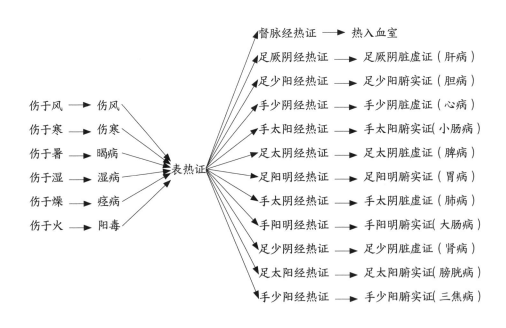

体是以五脏六腑为中心的，五脏六腑各有相应的经络，其数为十一；而伤寒表证属督脉病，督脉合以十一脏腑经络，即为"十二经辨证"。

二旦六经辨证是在传统的六经辨证基础上，增加阳旦汤方证和阴旦汤方证，便于阐释伤寒如何从皮表传入经络、脏腑，让学者对伤寒病的传变规律有一个整体观。

从二旦六经辨证进阶到十二经辨证，是从对具体某个病（即伤寒）的认知拓展为对所有疾病的探索，可以这么说，二旦六经体系是对《伤寒论》进行分解，而十二经辨证则是对仲景理论体系进行重构。这也是本书书名"解构"之由来。

仲景在《伤寒杂病论》自序中云"若能寻余所集，思过半矣"，愿本书可以宽慰仲景悲天悯人之心怀。

第二章 平脉

问曰：脉何以知气血脏腑之诊也？师曰：脉乃气血先见，气血有盛衰，脏腑有偏盛。气血俱盛，脉阴阳俱盛；气血俱衰，脉阴阳俱衰。气独盛者则脉强，血独盛者则脉滑，气偏衰者则脉微，血偏衰者则脉涩，气血和者则脉缓，气血平者则脉平，气血乱者则脉乱，气血脱者则脉绝，阳迫气血则脉数，阴阻气血则脉迟。若感于邪，气血扰动，脉随变化，变化无穷，气血使之。病变百端，本原别之；欲知病源，当凭脉变；欲知病变，先揣其本；本之不齐，在人体躯，相体以诊，病无遁情。

问曰：脉有三部，阴阳相乘；荣卫血气，在人体躯；呼吸出入，上下于中；因息游布，津液流通；随时动作，肖象形容。春弦秋浮，冬沉夏洪；察色观脉，大小不同；一时之间，变无经常；尺寸参差，或短或长；上下乖错，或存或亡；病辄改易，进退低昂；心迷意惑，动失纪纲；愿为俱陈，令得分明。

师曰：子之所问，道之根源。脉有三部，尺寸及关；荣卫流行，不失衡铨；肾沉心洪，肺浮肝弦；此自经常，不失铢分，出入升降，漏刻周旋，水下百刻，一周循环，当复寸口，虚实见焉。变化相乘，阴阳相干；风则浮虚，寒则牢坚，沉潜水蓄，支饮急弦，动则为痛，数则热烦；设有不应，知变所缘；三部不同，病各异端，太过可怪，不及亦然，邪不空见，中必有奸，审查表里，三焦别焉；知其所舍，消息诊看，料度脏腑，独见若神，为子条记，传于贤人。

师曰：脉分寸关尺，寸脉分经以候阳，阳者气之统也；尺脉分经以候阴，阴者血之注也；故曰阴阳。关上阴阳交界，应气血升降，分经以候中州之气。

问曰：东方肝脉，其形何似？师曰：肝者木也，名厥阴，其脉微弦濡弱而长，是肝脉；肝病自得濡弱者，愈也；假令得纯弦脉者，死。何以知之？以其脉如弦直，此是肝脏伤，故知死也。

南方心脉，其形何似？师曰：心者火也，名少阴，其脉洪大而长，是心脉也；心病自得洪大者，愈也；假令脉来微去大，故名反，病在里也；脉来头小本大，故曰复，病在表也；上微头小者，则汗出；下微本大者，则为关格不通，不得尿，头无汗者，可治，有汗者，死。

西方肺脉，其形何似？师曰：肺者金也，名太阴，其脉毛浮也；肺病自得此脉，若得缓迟者，皆愈；若得数者，则剧；何以知之？数者南方火也，火克西方金，法当痈肿，为难治也。

北方肾脉，其形何似？师曰：肾者水也，其脉沉而石，肾病自得此脉者，愈；若得实大者，则剧；何以知之？实大者，长夏土王，土克北方水，水脏立涸也。

问曰：二月得毛浮脉，何以处言至秋当死？师曰：二月属肝用事，肝属木，脉应濡弱，反得毛浮脉者，是肺脉也；肺属金，金来克木，故知至秋死，他皆仿此。

师曰：立夏得洪大脉是其本位，其人病身体苦痛重者，须发其汗；若明日身不痛不重者，不须发汗；若濈濈自出者，明日便解矣；何以言之？立夏脉洪大是其时脉，故使然也。四时仿此。

凡病欲知何时得，何时愈，何以别之？师曰：假令夜半得病者，明日日中愈；日中得病者，夜半愈。何以故？日中得病，夜半愈者，以阳得阴则解也；夜半得病，明日日中愈者，以阴得阳则解也。

问曰：脉病欲知愈未愈者，何以别之？师曰：寸口关上尺中三处，大小浮沉迟数同等，虽有寒热不解者，此脉阴阳为和平，虽剧当愈。师曰：寸脉下不至关，为阳绝；尺脉上不至关，为阴绝；此皆不治，决死也；若计其余命生死之期，期以月节克之也。

问曰：脉有阴阳，何谓也？师曰：凡脉大、浮、数、动、滑，此名阳也；凡脉沉、涩、迟、弦、微，此名阴也。凡阴病见阳脉者生，阳病见阴脉者死。

问曰：脉有残贼，何谓也？师曰：脉有浮、沉、弦、紧、滑、涩，此六脉，名曰残贼，能为诸脉作病也。

脉浮者在前，其病在表；浮者在后，其病在里；假令濡而上鱼际者，宗气泄也；孤而下尺中者，精不藏也；若乍高乍卑，乍升乍坠，为难治。

寸口脉浮为在表，沉为在里；数为在腑，迟为在脏；假令脉迟，此为在脏也。

寸口脉浮而大，浮为风虚，大为气强；风气相搏，必成瘾疹，身体为痒，痒者名曰泄风，久久为痂癞。

寸口脉浮而大，浮为虚，大为实；在尺为关，在寸为格；关则不得小便，格则吐逆。

寸口脉浮而紧，浮则为风，紧则为寒；风则伤卫，寒则伤荣；荣卫俱病，骨节烦痛，当发其汗也。

寸口脉浮而紧，医反下之，此为大逆。浮则无血，紧则为寒；寒气相搏，则为肠鸣；医乃不知，而反饮冷水，令汗不出。水得寒气，冷必相搏，其人即噎。

脉阴阳俱弦，无寒热，为病饮。在浮部，饮在皮肤；在中部，饮在经络；在沉部，饮在肌肉；若寸口弦，饮在上焦；关上弦，饮在中焦；尺中弦，饮在下焦。

脉弦而大，弦则为减，大则为芤；减则为寒，芤则为虚；虚寒相搏，此名为革。妇人则半产漏下，男子则亡血失精。

脉弦而紧者，名曰革也。弦者状如弓弦，按之不移也；紧者如转索无常也。

问曰：曾为人所难，紧脉从何而来？师曰：假令亡汗，若吐，以肺里寒，故令脉紧也；假令咳者，坐饮冷水，故令脉紧也；假令下利，以胃虚冷，故令脉紧也。

寸口脉微而涩，微者卫气不行，涩者荣气不逮，荣卫不能相将，三焦无所仰，身体痹不仁；荣气不足则烦疼，口难言，卫气虚者，则恶寒数欠；三焦不归其部，上焦不归者，噫而酢吞；中焦不归者，不能消谷引食；下焦不归，则遗溲。

寸口脉微而涩，微者卫气衰，涩者荣气不足，卫气衰则面色黄，荣气不足则面色青。荣为根，卫为叶，荣卫俱微，则根叶枯槁，而寒栗咳逆，唾腥吐涎沫也。

寸口脉微而缓，微者卫气疏，疏则其肤空，缓者胃气实，实则谷消而水化也。谷入于胃，脉道乃行，水入于经，其血乃成，荣盛则其肤必疏，三焦失经，名曰血崩。

寸口脉弱而缓，弱者阳气不足，缓者胃气有余，噫而吞酸，食卒不下，气填于膈上也。

寸口脉弱而迟，弱者胃气微，迟者荣中寒，荣为血，血寒则发热，卫为气，气微者心内饥，饥而虚满不能食也。

寸口脉弱而涩，尺中浮大，无外证者，为病属内伤。

寸口脉弱而涩，尺中濡弱者，男子病失精，女子病赤白带下。

寸口脉洪数，按之弦急者，当发瘾疹，假令脉浮数，按之反平者，为外毒，脉数大，按之弦直者，为内毒，宜升之，令其外出也；误攻则内陷，内陷则死。

寸口脉洪数，按之急滑者，当发痈脓，发热者，暴出，无热者，久久必至也。

寸口脉浮滑，按之弦急者，当发内痈，咳嗽胸中痛，为肺痈，当吐脓血，腹中掣痛，为肠痈，当便脓血。

诸脉浮数，当发热，而反洒淅恶寒，若有痛处，当发其痈；饮食如常者，蓄积有脓也。

趺阳脉紧而浮，浮为气，紧为寒，浮为腹满，紧为绞痛，浮紧相搏，肠鸣而转，转即气动，膈气乃下，少阴脉不出，其阴肿大而虚也。

趺阳脉微而紧，紧则为寒，微则为虚，微紧相搏，则为短气。

趺阳脉大而紧者，当即下利，为难治。

趺阳脉浮，浮则为虚，浮虚相搏，故令气噎，胃气虚竭也，此为医咎，责虚取实，守空迫血。脉滑则为哕，脉浮鼻中燥者，必衄也。

趺阳脉迟而缓，胃气如经也。趺阳脉浮而数，浮则伤胃，数则动脾，此非本病，医特下之所为也。荣卫内陷，其数先微，脉反但浮，其人必大便梗，气噫不除。何以言之？本以数脉动脾，其数先微，故知脾气不治，大便必梗，气噫不除。今脉反浮，其数改微，邪气独留，心中则饥，邪热不杀谷，潮热发渴，数脉当迟缓，病者则饥，数脉不时，则生恶疮也。

趺阳脉浮而涩，少阴脉如经者，其病在脾，法当下利。何以知之？若脉浮大者，气实血虚也，今趺阳脉浮而涩，故知脾气不足，胃气虚也，以少阴脉弦，而沉才见，此为调脉，故称如经也；若反滑而数者，故知当屎脓也。

趺阳脉浮而芤，浮者胃气虚，芤者荣气伤，其身体瘦，肌肉甲错，浮芤相搏，宗气衰微，四属断绝也。

趺阳脉浮而大，浮为气实，大为血虚，血虚为无阴，孤阳独下阴部者，小便当赤而难，胞中当虚。今反小便利，而大汗出，法应胃家当微，今反更实，津液四射，荣竭血尽，干烦而不眠，血薄肉消而成暴液，医复以毒药攻其胃，此为重虚，客阳去有期，必下如淤泥而死。

趺阳脉微沉，食饮自平，少阴脉微滑，滑者紧之浮名也，此为阴实，其人必股内汗出，阴下湿也。

趺阳脉浮而滑，浮为阳，滑为实，阳实相搏，其脉数疾，卫气失度。浮滑之脉变为数疾，发热汗出者，不治。

趺阳脉滑而紧，滑者胃气实，紧者脾气强，持实击强，痛还自伤，以手把刃，坐作疮也。

趺阳脉沉而数，沉为实，数消谷，紧者，病难治。

趺阳脉伏而涩，伏则吐逆，水谷不化，涩则食不得入，名曰关格。

少阴脉弱而涩，弱者微烦，涩者厥逆。

少阴脉不至，肾气微，少精血，奔气促迫，上入胸膈，宗气反聚，血结心下，阳气退下，热归阴股，与阴相动。令身不仁，此为尸厥，当刺期门、巨阙。

妊娠脉弦数而细，少腹痛，手心热，此为热结胞中，不先其时治之，必有产难。

产后脉洪数，按之弦急，此为浊未下，若浊已下而脉如故者，此为魂脱，为难治。

脉四损，三日死，平人一息，病人脉一至，名曰四损；脉五损，一日死，平人二息，病人脉一至，名曰五损；脉六损，一时死，平人三息，病人脉一至，名曰六损。

四损，经气绝；五损，腑气绝；六损，脏气绝。真气不行于经，曰经气绝；不行于腑，曰腑气绝；不行于脏，曰脏气绝。经气绝，则四肢不举；腑气绝，则不省人事；脏气绝，则一身尽冷。

问曰：人恐怖者，其脉何状？师曰：脉形如循丝累累然，其面白脱色也。

问曰：人不饮，其脉何类？师曰：脉自涩，唇口干燥也。

问曰：人愧者，其脉何类？师曰：脉浮而面色乍白乍赤也。

师曰：寸口诸微亡阳，诸濡亡血，诸弱发热，诸紧为寒，诸乘寒者则为厥，郁冒不仁，以胃无谷气，脾涩不通，口急不能言，战而栗也。

师曰：发热则脉躁，恶寒则脉静，脉随证转者，为病疟。

师曰：伤寒，咳逆上气，其脉散者死，为其形损故也。

师曰：脉乍大乍小，乍静乍乱，见人惊恐者，为祟，发于胆，气竭故也。

师曰：脉病人不病，名曰行尸，以无王气，卒眩仆不识人者，短命则死；人病脉不病，名曰内虚，以少谷神，虽困无苦。

师曰：人脉皆无病，暴发重病不省人事者，为厉鬼，治之以祝由，能言者可治，不言者死。

师曰：脉浮而洪，身汗如油，喘而不休，水浆不下，形体不仁，乍静乍乱，此为命绝也。又未知何脏先受其灾？若汗出发润，喘不休者，此为肺先绝也；阳反独留，形体如烟熏，直视摇头者，此为心绝也；唇吻反青，四肢掣习者，此为肝绝也；环口黧黑，油汗发黄者，此为脾绝也；溲便遗失，狂言，目反视者，此为肾绝也。又未知何脏阴阳前绝？若阳气前绝，阴气后竭者，其人死身色必青；阴气前绝，阳气后竭者，其人死身色必赤，腋下温，心下热也。

问曰：伤寒三日，脉浮数而微，病人身凉和者，何也？师曰：此为欲解也，解以夜半。浮而解者，濈然汗出也；数而解者，必能食也；微而解者，必大汗出也。

脉浮而迟，面热赤而战惕者，六七日当汗出而解；反发热者差迟，迟为无阳，不能作汗，其身必痒也。

病六七日，手足三部脉皆至，大烦而口噤不能言，其人躁扰者，未欲解也；若脉和，其人不烦，目重睑内际黄者，此欲解也。

问曰：病有战而汗出因得解者，何也？师曰：脉浮而紧，按之反芤，此为本虚，故当战而汗出也；其人本虚是以发战，以脉浮紧，故当汗出而解也；若脉浮数，按之不芤，此人本不虚，若欲自解，但汗出耳，不发战也。

问曰：病有不战不汗出而解者，何也？师曰：其脉自微，此以曾发汗，若吐，若下，若亡血，以内无津液，此阴阳自和，必自愈，故不战汗出而解也。

师曰：病人脉微而涩者，此为医所病也。大发其汗，又数大下之，其人亡血，病当恶寒，后乃发热，无休止时。夏月盛热，欲着复衣，冬月盛寒，欲裸其身。所以然者，阳微则恶寒，阴弱则发热；此医发其汗，使阳气微，又大下之，令阴气弱。五月之时，阳气在表，胃中虚冷，以阳气内微，不能胜冷，故欲着复衣；十一月之时，阳气在里，胃中烦热，以阴气内弱，不能胜热，故欲裸其身。又阴脉迟涩，故知亡血也。

师曰：病家人请云，病人苦发热，身体痛，病人自卧。师到，诊其脉，沉而迟者，知其差也。何以知之？凡表有病者，脉当浮大，今反沉迟，故知愈也。假令病人云腹内卒痛，病人自坐。师到，脉之浮而大者，知其差也。凡里有病者，脉当沉细，今反浮大，故知愈也。

师曰：病家人来请云，病人发热烦极。明日师到，病人向壁卧，此热已去也；设令脉不和，处言已愈；设令向壁卧，闻师到，不惊起而盼视，若三言三止，脉之，咽唾者，此诈病也；设令脉自和，处言此病大重，当须服吐下药，针灸数十百处乃愈。

问曰：脉有灾怪，何谓也？师曰：假令人病，脉得太阳，与形证相应，因为作汤，比还送汤，如食顷，病人乃大吐，若下利，腹中痛。师曰：我前来不见此证，今乃变异，是名灾怪。又问曰：何缘得此吐利？师曰：或有旧时服药，今乃发作，故为灾怪耳。

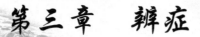

第三章 辨症

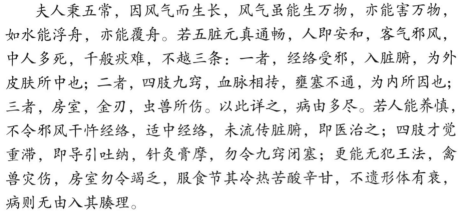

夫人秉五常，因风气而生长，风气虽能生万物，亦能害万物，如水能浮舟，亦能覆舟。若五脏元真通畅，人即安和，客气邪风，中人多死，千般疢难，不越三条：一者，经络受邪，入脏腑，为外皮肤所中也；二者，四肢九窍，血脉相抟，壅塞不通，为内所因也；三者，房室，金刃，虫兽所伤。以此详之，病由多尽。若人能养慎，不令邪风干忤经络，适中经络，未流传脏腑，即医治之；四肢才觉重滞，即导引吐纳，针灸膏摩，勿令九窍闭塞；更能无犯王法，禽兽灾伤，房室勿令竭乏，服食节其冷热苦酸辛甘，不遗形体有衰，病则无由入其腠理。

师曰：六气所伤，各有法度，各有专属，病有先后。风中于前，寒中于背；湿伤于下，雾伤于上。雾客皮腠，湿流关节；极寒伤经，极热伤络；风令脉浮；寒令脉紧，又令脉急；暑则浮虚；湿则濡涩；燥短以促；火燥而数。风寒所中，先客太阳；暑气炎热，肺金则伤；湿生长夏，病入脾胃；燥气先伤，大肠合肺；壮火食气，病生于内，心与小肠，先受其害。六气合化，表里相传，脏气偏胜，或移或干，病之变证，难以殚论，能合色脉，可以万全。

问曰：上工望而知之，中工问而知之，下工脉而知之，愿闻其说。师曰：夫色合脉，色主形外，脉主应内；其色露脏，亦有内外；察色之妙，明堂阙庭；察色之法，大指推之；察明堂，推而下之；察阙庭，推而上之。五色应五脏，如肝色青，脾色黄，肺色白，心色赤，肾色黑，显然易晓。色之生死，在思用精，心迷意惑，难与为言。

色青者，病在肝与胆。假令身色青，明堂色微赤者，生；白者，死；黄白者，半死半生也。

色赤者，病在心与小肠。假令身色赤，明堂微黄者，生；黑者，死；黄黑者，半死半生也。

色黄者，病在脾与胃。假令身色黄，明堂色微白者，生；青者，死；黄青者，半死半生也。

色白者，病在肺与大肠。假令身色白，明堂色微黑者，生；赤者，死；黄赤者，半死半生也。

色黑者，病在肾与膀胱。假令身色黑，明堂色微青者，生；黄者，死；黄赤者，半死半生也。

阙庭脉，色青而沉细，推之不移者，病在肝；青而浮大，推之随转者，病在胆。

阙庭脉，色赤而沉细，推之参差不齐者，病在心；赤而横戈，推之愈赤者，病在小肠。

阙庭脉，色黄，推之如水停留者，病在脾；如水急流者，病在胃。

阙庭脉，色青白，推之久不还者，病在肺；推之即至者，病在大肠。

阙庭脉，色青黑直下晴明，推之不变者，病在肾；推之即至者，病在膀胱。

明堂阙庭色不见，推之色青紫者，病在中焦有积；推之明于水者，病在上焦有饮；推之黑赤参差者，病在下焦有寒热。

问曰：色有内外，何以别之？师曰：一望而知之者，谓之外；在明堂阙庭，推而见之者，谓之内。病暴至者，先形于色，不见于脉；病久发者，先见于脉，不形于色；病入于脏，无余证者，见于脉，不形于色；病痼疾者，见于脉，不形于色也。

问曰：色有生死，何谓也？师曰：假令色黄如蟹腹者，生；如枳实者，死。有气则生，无气则死，余色仿此。

问曰：病人有气色见于面部，愿闻其说。师曰：鼻头色青，腹中痛，苦冷者死；鼻头色微黑者，有水气；色黄者，胸上有寒；色白者，亡血也。设微赤非时者死。其目正圆者痓，不治；又色青为痛，色黑为劳，色赤为风，色黄者便难，色鲜明者有留饮。

师曰：人秉五常，以有五脏，五脏发五声，宫商角徵羽是也；五声在人，各具一体。假令人本声角，变商声者，为金克木，至秋当死；变宫徵羽，皆病，以本声不可变故也。本声徵，变羽声者，为水克火，至冬当死；变角宫商皆病。本声宫，变角者，为木克土，至春当死；变商徵羽皆病。本声商，变徵声者，为火克金，至夏当死；变宫角羽皆病。本声羽，变宫声者，为土克水，至长夏当死，变角商徵皆病。以上所言，皆人不病而声先变者，初变可治，变成难疗，词声之妙，差在毫厘，本不易晓，若病至发声则易知也。

师曰：持脉，病人欠者，无病也；脉之呻者，病也；言迟者，风也；摇头言者，里痛也；行迟者，表强也；坐而伏者，短气也；坐而下一脚者，腰痛也；里实，护腹如怀卵物者，心痛也。

师曰：吸而微数者，其病在中焦，实也，下之则愈，虚者不治；在上焦者，其吸促，在下焦者，其吸远，此皆难治。呼吸动摇振振者，不可治也。

病人长叹声，出高入卑者，病在上焦；出卑入高者，病在下焦；出入急促者，病在中焦痛处；声唧唧而叹者，身体疼痛；问之不欲语，语先泪下者，必有忧郁；问之不语，泪下不止者，必有隐衷；问之不语，数问之而微笑者，必有隐疾。

实则谵语，虚则郑声，假令言出声卑者，为气虚；言出声高者，为气实；欲言手按胸中者，胸中满痛；欲言手按腹者，腹中满痛；欲言声不出者，咽中肿痛。

身大热，反欲得衣者，热在皮肤，寒在骨髓也；身大寒，反不欲近衣者，寒在皮肤，热在骨髓也。

师曰：寸口脉动者，因其王时而动。假令肝王色青，四时各随其色，肝色青而反色白，非其时也。色脉非时，法皆当病。

问曰：寸脉沉大而滑，沉则为实，滑则为气，实气相搏，血气入脏即死，入腑即愈，此为卒厥，何谓也？师曰：唇口青身冷，为入脏，即死；身和自汗出，为入腑，即愈。

问曰：脉脱入脏即死，入腑即愈，何谓也？师曰：非为一病，百病皆然。譬如浸淫疮，从口流向四肢者，可治；从四肢流来入口者，不可治；病在外者可治，入里者即死。

邪哭使魂魄不安者，血气少也。血气少者属于心，心气虚者，其人则畏，合目欲眠，梦远行而精神离散，魂魄妄行。

阴气衰者为癫，阳气盛者为狂。五脏者，魂魄之宅舍，精神之所依托也。魂魄飞扬者，其五脏空虚也，即邪神居之，神灵所使，鬼而下之，脉短而微，其脏不足，则魂魄不安。魂属于肝，魄属于肺。肺主津液，即为涕泣。肺气衰者，即为泣出。肝气衰者，魂则不安。肝主善怒，其声呼。

肺中风者，口燥而喘，身运而重，冒而肿胀。肺中寒，吐浊涕。肺死藏，浮之虚，按之弱如葱叶，下无根者，死。

肝中风者，头目瞤，两胁痛，行带伛，令人嗜甘。肝中寒者，两臂不举，舌本燥，喜太息，胸中痛，不得转侧，食则吐而汗出也。肝死藏，浮之弱，按之如索不来，或曲如蛇行者，死。肝着，其人常欲蹈其胸上，先未苦时，但欲饮热。

心中风者，翕翕发热，不能起，心中饥，食即呕吐。心中寒者，其人苦病，心如噉蒜状，剧者心痛彻背，背痛彻心，譬如蛊注。其脉浮者，自吐乃愈。心伤者，其人劳倦，即头面赤而下重，心中痛而自烦，发热，当脐跳，其脉弦，此为心藏伤所致也。心死藏，浮之实如麻豆，按之益躁疾者，死。

脾中风者，翕翕发热，形如醉人，腹中烦重，皮目瞤瞤而短气。脾死藏，浮之大坚，按之如覆杯，洁洁状如摇者，死。趺阳脉浮而涩，浮则胃气强，涩则小便数，浮涩相搏，大便则坚，其脾为约。

肾着之病，其人身体重，腰中冷，如坐水中，形如水状，反不渴，小便自利，饮食如故，病属下焦，身劳汗出，衣里冷湿，久久得之，腰以下冷痛，腹重如带五千钱。肾死藏，浮之坚，按之乱如转丸，益下入尺中者，死。

水在心，心下坚筑，短气，恶水不欲饮。

水在肺，吐涎沫，欲饮水。

水在脾，少气身重。

水在肝，胁下支满，嚏而痛。

水在肾，心下悸。

心水者，其身重而少气，不得卧，烦而躁，其人阴肿。

肝水者，其腹大，不能自转侧，胁下腹痛，时时津液微生，小便续通。

肺水者，其身肿，小便难，时时鸭溏。

脾水者，其腹大，四肢苦重，津液不生，但苦少气，小便难。

肾水者，其腹大，脐肿腰痛，不得溺，阴下湿如牛鼻上汗，其足逆冷，面反瘦。

问曰：三焦竭者，上焦竭善噫，何谓也？师曰：上焦受中焦气未和，不能消谷，故能噫耳；下焦竭，即遗溺失便，其气不和，不能自禁制，不须治，久则愈。

师曰：热在上焦者，因咳为肺痿；热在中焦者，则为坚；热在下焦者，则尿血，亦令淋秘不通。大肠有寒者，多鹜溏；有热者，便肠垢。小肠有寒者，其人下重便血；有热者，必痔。

问曰：病有积、有聚、有槃气，何谓也？师曰：积者，脏病也，终不移；聚者，腑病也，发作有时，展转痛移，为可治；槃气者，胁下痛，按之则愈，复发，为槃气。诸积大法：脉来细而附骨者，乃积也。寸口，积在胸中；微出寸口，积在喉中。关上，积在脐旁；上关上，积在心下；微下关，积在少腹。尺中，积在气冲；脉出左，积在左；脉出右，积在右；脉两出，积在中央；各以其部处之。

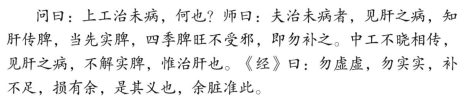

第四章　论治

　　问曰：上工治未病，何也？师曰：夫治未病者，见肝之病，知肝传脾，当先实脾，四季脾旺不受邪，即勿补之。中工不晓相传，见肝之病，不解实脾，惟治肝也。《经》曰：勿虚虚，勿实实，补不足，损有余，是其义也，余脏准此。

　　师曰：五脏病，各有所得者愈；五脏病，各有所恶，各随其所不喜为病，如病者素不喜食，而反暴思之，必发热也。

　　伤寒之病，逐日浅深，以施方治。今世人伤寒，或始不早治，或治不对病，或日数久淹，困乃告医，医又不依次第而治之，则不中病。皆宜临时消息制方，无不效也。又土地温凉高下不同，物性刚柔飧居亦异，是故黄帝兴四方之问，岐伯举四治之能，以训后贤，开其未悟，临病之工，宜须两审也。

　　凡人有疾，不时即治，隐忍冀差，以成痼疾，小儿女子益以滋甚。时气不和，便当早言，寻其邪由，及在腠理，以时治之，罕有不愈者。患人忍之，数日乃说，邪气入脏，则难为治。

　　问曰：病有急当救里救表者，何谓也？师曰：病医下之，续得下利清谷不止，身体疼痛者，急当救里；后身疼痛，清便自调者，急当救表也。夫病痼疾，加以卒病，当先治其卒病，后乃治其痼疾也。

　　凡伤寒之病，多从风寒得之，始表中风寒，入里则不消矣，未有温覆当而不消散者，不在证治。拟欲攻之，犹当先解表，乃可下之；若表未解，而纳不消，必非大满，犹有寒热，则不可下；若表已解，而纳不消，大满大实腹坚，中有燥屎，自可下之，虽四五日数下之，不能为祸也。若不宜下，而便攻之，则内虚热入，协热遂利，烦燥诸变，不可胜数，轻者因笃，重者必死矣。

　　脉盛身寒，得之伤寒，脉虚身热，得之伤暑。脉阴阳俱盛，大汗出，下之不解者，死。脉阴阳俱虚，热不止者，死。脉至乍数乍疏者，死。脉至如转索，按之不易者，其日死。谵言妄语，身微热，脉浮大，手足温者生；逆冷，脉沉细者，不过一日死矣。

夫阳盛阴虚，汗之则死，下之则愈；阳虚阴盛，汗之则愈，下之则死。夫如是，则神丹安可以误发，甘遂何可以妄攻？虚盛之治，相背千里，吉凶之机，应若影响，岂容易哉！况桂枝下咽，阳盛即毙，承气入胃，阴盛以亡，死生之要，在乎须臾，视身之尽，不暇计日。此阴阳虚实之交错，其候至微，发汗吐下之相反，其祸至速，而医术浅狭，懵然不知病源，为治乃误，使病者殒殁，至令冤魂塞于冥路，死尸盈于旷野，仁者鉴此，岂不痛欤！

凡两病俱作，治有先后，发表攻里，本自不同，而执迷用意者，乃云神丹甘遂合而用之，且解其表，又除其里，言巧似是，其理实违。夫智者之举措也，常审以慎，愚者之动作也，必果而速，安危之辨，岂可诡哉？世上之士，但务彼翕习之荣，而莫见此倾危之败，惟明者居然，能护其本，近取诸身，夫何远焉？

凡发汗，其方虽言日三服，若病剧不解，当促其间，可半日中尽三服；若与病相阻，即使有所觉；病重者，一日一夜当晬时观之；如服一剂，病证犹在，当复作本汤服之，至有不能汗出，服三剂乃解，若汗不出者，死病也。

凡得时气病，至五六日而渴欲饮水，饮水不能多，不当与也，何哉？以腹中热尚少，不能消之，若更与之，则作病也；至七八日，大渴欲饮水者，犹当依证而与之，与之时常令不足，勿极意也，言能饮一斗，与五升。若饮而腹满，小便不利，若喘若哕，不可与之也。忽然大汗出，是为自愈也。

凡得病反能饮水，此为欲愈之病。其不晓病者，但闻病欲饮水者自愈，小渴者乃强与饮之，因成其祸，不可复救也。

凡作汤药，不可避晨夕，觉病须臾，即宜便治，不等早晚，则易愈矣。如或差迟，病即传变，虽欲除治，心难为力。服药不如方法，纵意违师，不须治之。

凡服汤发汗，中病便止，不必尽剂；凡用吐汤，中病便止，不必尽剂；凡服下汤，得利便止，不必尽剂。

凡发汗，欲令遍身漐漐微似汗出，不可令如水流漓。若病不解，当重发汗，若汗多者，不得重发汗，亡阳故也。

病厥，脉动数，服汤更迟，脉浮大减小，初躁后静，皆愈证也。

咽中闭塞，不可发汗，发汗则吐血，气微欲绝，手足厥冷，欲得蜷卧，不能自温。

诸脉得数动微弱者，不可发汗，发汗则大便难，腹中干，胃燥而烦。其形相象，根本异源。

厥逆脉紧，不可发汗，发汗则声乱、咽嘶、舌萎，声不得前。

诸逆发汗，病微者难差，剧者必死。

诸四逆厥者，不可吐之，虚家亦然。

凡病胸上诸实，胸中郁郁而痛，不能食，欲使人按之，而反有涎唾，下利十余行，其脉反涩，寸口脉微滑，此可吐之，吐之则利止。

宿食在上脘者，当吐之。

病人脉已解，而日暮微烦，以病新差，人强与谷，脾胃气尚弱，不能消谷，故令微烦，损谷则愈。

第五章　十二经辨证

第一节　辨伤寒表证脉症并治（上）

太阳之为病，脉浮。

【注释】通行本《伤寒论》此条作"太阳之为病，脉浮，头项强痛而恶寒"，而《唐本伤寒论》及《金匮玉函经》都一分为二为"太阳病，其脉浮"与"太阳之为病，头项强痛而恶寒"，应该以《唐本伤寒论》及《金匮玉函经》为是。邪气在表，所以其脉当浮。至于"头项强痛"，则是太阳病所特有，表证只是"头痛"而已，因为没有津伤，所以也就没有"头项强痛"，若出现"头项强痛"，则提示表热已传入太阳。

太阳病与表证其实是两个不同的概念，仲圣因为沿用《素问·热论》的三阴三阳辨证纲领，所以未在三阴三阳单独提出"表证"这一类证候，而是将表证归于太阳，但是显然张仲景也注意到了表证与太阳病的不同，所以虽然将表证列在太阳病篇，却又时时有"无表证""表证尚在"等提法。

"太阳病，其脉浮"，这里的"太阳病"指表证。本节所提到的"太阳病"，实际上都是指表证。

病有发热恶寒者，发于阳也，无热恶寒者，发于阴也。发于阳，七日愈，发于阴，六日愈，以阳数七阴数六故也。

【注释】"无热恶寒"指伤于阴邪，如寒邪、燥邪、湿邪等，因为阴邪客表，未必便发热，但必先恶寒，故曰"无热恶寒者，发于阴也"；"发热恶寒者，发于阳也"，就是指伤于阳邪（风邪、暑邪、火邪等），这类邪气致病的特点就是一发病就发热伴恶风寒。伤于阳邪，其热胜，故病程多一日。

太阳病，或已发热，或未发热，必恶寒，体痛，呕逆，脉阴阳俱紧者，名曰伤寒。

【注释】表证，始得之，未发热，先恶寒者，名伤寒；始得之，即发热，且恶风寒者，属中风。因寒邪属阴，风邪属阳，阴主静而阳主动，故寒邪客表先郁而化热（故先恶寒、未必即发热）。风邪善行而数变，其伤人则迅速变热，故曰"太阳病，发热，汗出，恶风，脉缓者，名为中风"，将发热列为中风定义的首症！

中风之名，描述的是风邪善行数变的发病特点，但容易与后文"辨卒病脉症并治"节中的"中风病"相混淆，表证之中风，不如仿伤寒之名，称为"伤风"，以便与后文"中风病"相区别。

伤寒一日，太阳受之，脉若静者，为不传，颇欲吐，若躁烦，脉数急者，为传也。

【注释】表证者，其人当自和，不呕不渴，不下利，不躁烦，脉自静，若其人躁烦或脉躁者，则提示疾病即将内传。

伤寒二三日，阳明、少阳证不见者，为不传也。

【注释】伤寒一日，太阳受之；伤寒二日，阳明受之；伤寒三日，少阳受之。故伤寒二三日，本当传入阳明或少阳，其发热而渴者，转属阳明；发热而呕者，转属少阳。若不呕不渴，则为未传。

太阳病，头痛至七日以上自愈者，以行其经尽故也。若欲作再经者，针足阳明，使经不传则愈。

【注释】此示人病势截断法，治未病也。推而广之，病在少阳，可针足太阴，使邪不传三阴。

脉浮者，病在表，可发汗。

【注释】此条言伤寒表证之治则，与"太阳之为病，脉浮"相呼应。病在表，当发汗。

太阳病，头痛发热，身疼腰痛，骨节疼痛，恶风无汗而喘者，麻黄汤主之。

【注释】此为伤寒已发热者，寒邪未尽解，故仍头痛、身痛、恶风寒；表闭故无汗；表闭肺气不利，则发为喘。

麻黄汤方

麻黄三两　桂枝二两　甘草一两（炙）　杏仁七十个（去皮尖）

上四味，以水九升，先煮麻黄，减二升，去上沫；纳诸药；煮取二升半，去滓，温服八合。覆取微似汗，不须啜粥。余如桂枝法将息。

【方解】药症对应：头痛发热——桂枝，身疼腰痛、骨节疼痛、恶风（寒）无汗——麻黄，喘——杏仁。加减法：无喘可去杏仁，有呕可加生姜，渴或烦者加石膏。如始得伤寒而未发热者，可去桂枝。此方用桂枝发汗，当加姜、枣，否则汗后容易脾伤，或不欲饮食，或噫气不除，或腹胀满。

太阳病，得之八九日，如疟状，发热恶寒，热多寒少，其人不呕，圊便欲自可，一日二三度发。脉微缓者，为欲愈也，脉微而恶寒者，此阴阳俱虚，不可更发汗、更下、更吐也。面色反有热色者，未欲解也，以其不能得小汗出，身必痒，宜桂枝麻黄各半汤。

【注释】太阳病，得之八九日，本该"行其经尽"，当自愈，今仍发热恶寒者，是"欲作再经"。其人不呕，大便自和，故知病未入里，仍宜发汗解表。

伤寒脉当阴阳俱紧，形成表热证后则脉缓。如果脉由紧转为微缓，则说明寒邪已弱，病势向愈。如果脉微，则提示阴阳俱虚，在这种情况下应当先补虚，然后再攻邪，而不能用发汗、泻下或催吐等攻法，以防虚虚之弊。

如果面有热色，这是因为外邪拂郁在表，表热不得外越，汗不得出，走于皮下，所以身痒，治当小发其汗，方用桂枝麻黄各半汤。

桂枝麻黄各半汤方

桂枝一两十六铢　芍药一两　生姜一两（切）　甘草一两（炙）麻黄一两　大枣四枚（擘，去核）　杏仁二十四枚（去皮尖）

上七味，以水五升，先煮麻黄一二沸，去上沫；纳诸药，煮取一升八合，去滓，温服六合。本云：桂枝汤三合，麻黄汤三合，并为六合，顿服，将息如上法。

若形似疟，一日再发者，汗出必解，宜桂枝二麻黄一汤。

【注释】形似疟者，谓发热恶寒，往来发作。"一日二三度发"者，表寒尚盛；"一日再发者"，表寒式微。以发作频率判断寒热之多少，以决麻桂之配比。

桂枝二麻黄一汤方

桂枝一两十七铢　芍药一两六铢　麻黄十六铢　生姜一两六铢（切）　杏仁十六个（去皮尖）　甘草一两二铢（炙）　大枣五枚（擘，去核）

上七味，以水五升，先煮麻黄一二沸，去上沫，纳诸药，煮取二升，去滓，温服一升，日再服。本云：桂枝汤二份，麻黄汤一份，合为二升，分再用。今合为一方，将息如前法。

【方解】桂枝麻黄各半汤与桂枝二麻黄一汤均为麻黄汤和桂枝汤合方，麻黄温表散寒，主治恶寒；桂枝发汗退热，主治发热。故寒多热少者，麻黄多于桂枝；热多寒少者，桂枝多于麻黄。

太阳病，头痛，发热，汗出，恶风，桂枝汤主之。

【注释】此条寒邪全部化热，形成表热证。表寒自解，故仍发热而不恶寒；热则腠理开，故汗自出而恶风。

寒邪伤人的发病过程：①始得之，先恶寒，不发热，麻黄甘草汤主之；②表寒开始化热，恶寒伴发热，其寒多热少者桂枝麻黄各半汤主之，热多寒少者桂枝二麻黄一汤主之；③表寒尽化热，但发热，不恶寒者，桂枝汤主之。

寒邪夹燥则身体强几几，名曰痉病；治则加栝楼根；夹湿则关节疼烦，名曰湿病，治则加白术；夹火则咽痛唾脓血，名曰阳毒，治则加升麻。

太阳病，发热，汗出，恶风，脉缓者，名为中风。

【注释】伤于风，首症为发热，热则脉缓。不难看出，表证中风实则与表寒全部化热之表热证（头痛、发热、汗出、恶风）暗合。可将表证中风视同伤寒表邪全部化热者，其治亦同。

太阳中风，阳浮而阴弱。阳浮者，热自发；阴弱者，汗自出。啬啬恶寒，淅淅恶风，翕翕发热，鼻鸣干呕者，桂枝汤主之。

【注释】伤于风，因邪气在表，故曰"阳浮"；风邪化热，故翕翕发热；邪热伤卫，卫气失固，则营阴外泄，故曰"阴弱"；邪热伤卫，卫气失司，不温分肉，故啬啬恶寒、淅淅恶风；外邪在表，肺气失宣则鼻鸣，胃气失宣则干呕。阳浮而阴弱，其病机即营卫不和，治当调和营卫，方用桂枝汤。

桂枝汤方

桂枝三两　芍药三两　甘草二两（炙）　生姜三两（切）　大枣十二枚（擘，去核）

上五味，哎咀三味，以水七升，微火煮取三升，去滓，适寒温，服一升。服已须臾，啜热稀粥一升余，以助药力。温覆令一时许，遍身漐漐微似有汗者益佳，不可令如水流离，病必不除。若一服汗出病差，停后服，不必尽剂。若不汗，更取依前法，又不汗，后服小促其间，半日许，令三服尽。若病重者，一日一夜服，周时观之，服一剂尽，病证犹在者，更作服。若不汗出，乃服至二三剂。禁生冷、黏滑、肉面、五辛、酒酪、臭恶等物。

【方解】药症对应：发热——桂枝，汗出——芍药。

病常自汗出者，此为荣气和。荣气和者，外不谐，以卫气不共荣气谐和故尔。以荣行脉中，卫行脉外，复发其汗，荣卫和则愈。

【注释】营气行于脉中而卫气行于脉外，卫气对营气有固护作用，故营气不会外泄而自汗出。能自汗出，说明营气尚可，病在卫气不固，治疗时应该调和营卫。若有发热，属邪实，方用桂枝汤；若无发热，属表虚，则用黄芪、附子。

病人脏无他病，时发热自汗出而不愈者，此卫气不和也，先其时发汗则愈，宜桂枝汤。

【注释】病人脏无他病，说明病变部位不在里而是在外，其病机仍是营卫不和。"先其时发汗"，在汗出之前发汗，可避免重伤营阴。

太阳病，发热汗出者，此为荣弱卫强，故使汗出，欲救邪风者，宜桂枝汤。

【注释】荣弱卫强，治用桂枝汤，桂枝发汗以治卫强，芍药养营以治荣弱。

太阳病，初服桂枝汤，反烦不解者，先刺风池、风府，却与桂枝汤则愈。

【注释】服桂枝汤后发烦者，可能是本为麻黄汤证，医与桂枝汤，表闭未解而强发汗，汗不得出而发烦；或可能是本有内热，与桂枝汤时未加石膏，故亦可发烦。前者可与麻黄汤加石膏，或先刺风池、风府（祛邪外出）后再服桂枝汤退热；后者可与桂枝加石膏汤表里双解。

伤寒发汗已解，半日许复烦，脉浮数者，可更发汗，宜桂枝汤。

【注释】发汗已解，复烦者，属表邪未尽，仍宜汗解。言"宜桂枝汤"而不言"桂枝汤主之"者，有斟酌之意，可于桂枝汤中少加石膏。

喘家作桂枝汤，加厚朴杏子佳。

【注释】喘家指素有喘疾之人，桂枝辛散，或可诱发喘疾，故喘家煮桂枝汤时宜加厚朴、杏仁，以利肺气，避免喘疾发作。

若酒客病，不可与桂枝汤，得之则呕，以酒客不喜甘故也。

【注释】酒性属阳，故酒客多内热，不可直接与服桂枝汤。酒客作桂枝汤，宜加黄连、半夏、生姜。

凡服桂枝汤吐者，其后必吐脓血也。

【注释】桂枝汤里有生姜（呕家圣药），本可治"鼻鸣干呕"，若服桂枝汤后反吐者，属胃中有热而拒药，故吐。胃中本热，桂枝下咽，两热相合，则吐脓血。

太阳病，外证未解，脉阳浮阴弱者，当以汗解，宜桂枝汤。

【注释】脉浮者，病在外，表未解者宜以汗解。

太阳病，外证未解，不可下也，下之为逆。欲解外者，宜桂枝汤。

【注释】脉浮者，病在外，宜发汗，不可吐下。

太阳病，下之后，其气上冲者，可与桂枝汤，方用前法，若不上冲者，不得与之。

【注释】表证当发汗，误用下法，伤及脾胃，胃中水气上冲于心。若表未解者，仍宜服用桂枝汤解表，且桂枝可温心阳以抑水气；若表热内陷于胃，则热与水结，气不上冲，属结胸，不可再与桂枝汤。

太阳病，脉浮紧，发热，身无汗，自衄者愈。

【注释】伤寒表闭，汗不得出，热郁在里，其人当发烦、目瞑，治当解表。若剧者，必衄，衄以代汗，邪有出路，故热减向愈。

伤寒，脉浮紧，不发汗，因致衄者，麻黄汤主之。

【注释】伤寒衄者，表闭故也，解表宜麻黄汤，加石膏佳。衄为鼻血，鼻者通于肺，此表热已传肺，故加石膏清肺热为佳。

太阳病，脉浮紧，无汗，发热，身疼痛，八九日不解，表证仍在，此当发其汗。与麻黄汤，服药已，微除，其人发烦，目瞑，剧者必衄，衄乃解。所以然者，阳气重故也。

【注释】《论》曰："太阳中风脉浮紧，发热恶寒身疼痛，不汗出而烦躁者，大青龙汤主之。"论而广之，"不汗出而衄"者，当亦可用大青龙汤。医者不识，本大青龙汤证，若与麻黄汤，虽可发汗解表，然清热之力不足，服汤后可出现"发烦，目瞑，剧者必衄"。

太阳初得病时，发其汗，汗先出不彻，因转属阳明，续微汗出，不恶寒。若太阳病证不罢者，不可下，下之为逆，如此可小发汗。设面色缘缘正赤者，阳气怫郁在表，当解之熏之。若发汗不彻，不足言，阳气怫郁不得越，当汗不汗，其人躁烦，不知痛处，乍在腹中，乍在四肢，按之不可得，其人短气但坐，以汗出不彻故也，更发汗则愈。何以知汗出不彻，以脉涩故知也。宜桂枝二越婢一汤主之。

【注释】太阳表证，法当发汗，如果汗不得法，汗出不彻，则可能导致热陷阳明而症见汗出、不恶寒。表证仍在的仍需先解表，再攻里。如果邪热未曾陷入阳明，而是仍然在表的话，就可见到"面色缘缘正赤……其人躁烦，不知痛处，乍在腹中，乍在四肢，按之不可得，其人短气但坐"，此皆发汗不得法，汗出不彻所致，治疗仍当解表，可小发其汗，方用桂枝二越婢一汤。越婢者，越闭也，发越表闭，其说详见笔者拙作《越婢汤方名千古疑案新解》一篇。

桂枝二越婢一汤方

桂枝　芍药　麻黄　甘草（炙）各十八铢　大枣四枚（擘，去核）　生姜一两二铢（切）　石膏二十四铢（碎，绵裹）

上七味，以水五升，煮麻黄一二沸，去上沫，纳诸药，煮取二升，去滓，温服一升。

【方解】药症对应：恶寒——麻黄，发热——桂枝，微汗出——芍药，躁烦——石膏。加减法：若喘者可加杏仁。

太阳病，发热恶寒，热多寒少，脉微弱者，此无阳也，不可发汗。

【注释】伤寒，发热恶寒，热多寒少者，宜桂枝麻黄各半汤或桂枝二麻黄一汤，若脉微弱者，属阳虚，若强发汗则阳气外越（拔肾根），法宜解表汤中加附子温阳。

咽喉干燥者，不可发汗。

【注释】《素问·热论》云："（伤寒）五日少阴受之，少阴脉贯肾络于肺，系舌本，故口燥舌干而渴"，咽喉干燥属少阴，不可强发少阴汗。《论》曰："少阴病，但厥无汗，而强发之，必动其血，未知从何道出，或从口鼻，或从目出者，是名下厥上竭，为难治。"

淋家，不可发汗，汗出必便血。
疮家，虽身疼痛，不可发汗，发汗则痉。

衄家，不可发汗，汗出，必额上陷，脉急紧，直视不能眴，不得眠。亡血家，不可发汗，发汗则寒栗而振。

【注释】淋家、疮家、衄家、亡血家，此皆营血津液不足，不得作汗，若强发之，必动血。此数条言汗法禁忌。若此数种，患伤寒者，宜桂枝加芍药生姜各一两人参三两新加汤主之。

桂枝新加汤方

桂枝三两　芍药四两　甘草二两（炙）　生姜四两（切）　大枣十二枚（擘，去核）　人参三两

上六味，以水一斗二升，煮取三升，去滓，温服一升，分温三服。

太阳病六七日，表证仍在，脉微而沉，其人发狂者，以热在下焦，少腹当硬满。小便自利者，下血乃愈。所以然者，以太阳随经，瘀热在里故也。

【注释】表证属督脉病，督脉源于胞中，上络于脑，故表热循督脉入于胞中，与血互结则少腹急结，表热上扰神府则发狂。

太阳病不解，热结膀胱，其人如狂，血自下，下者愈。其外不解者，尚未可攻，当先解其外，宜桃核承气汤主之。外解已，但少腹急结者，乃可攻之，抵当汤主之。

【注释】此条膀胱，当指胞中，在女子为血室，在男子为精室。此证于妇人名曰"热入血室"。

桃核承气汤方

桃仁五十个（去皮尖）　大黄四两　桂枝二两　甘草二两（炙）芒硝二两

上五味，以水七升，煮取二升半，去滓，纳芒硝，更上火微沸，下火，先食温服五合，日三服，当微利。

【方解】药症对应：发热（表未解）——桂枝，少腹急结——大黄、桃仁，发狂——大黄、芒硝。

抵当汤方

水蛭（熬）　　虻虫各三十个（去翅足，熬）　　桃仁二十个（去皮尖）　　大黄三两（酒洗）

上四味，以水五升，煮取三升，去滓，温服一升。不下，更服。

【方解】桃核承气汤与抵当汤都是活血化瘀之剂，都用大黄、桃仁活血化瘀。只不过桃核承气汤证症见"发狂"，且"表证仍在"，所以配以芒硝软坚通便泻热、桂枝解表；而抵当汤证则症见"如狂""少腹急结"，所以配以虻虫、水蛭一升一潜，共奏活血化瘀之效，因其"外解已"，所以不用桂枝。

太阳病，脉沉结，少腹硬，小便不利者，为无血也。小便自利，其人如狂者，血证谛也，抵当汤主之。

【注释】少腹急结，若小便不利者属太阳腑病（病位在膀胱），若小便自利者，膀胱自和，病在胞中。膀胱病者不发狂，督脉病者可发狂。

第二节　辨伤寒表证脉症并治（下）

太阳病，发热，身体强，几几然，脉沉而细者，名曰痉病。

【注释】此节之太阳病，都指表证。

从来医家论及痉病，都说是感受风寒湿邪所致，却从未见有燥邪致病的。风、暑、湿、燥、寒五邪均可致病，张仲景已于《伤寒论》中论及风、寒二邪所致伤寒、中风的证治，其余燥、湿、暑三邪与痉、湿、暍三病，其数暗合，是巧合吗？又，"荣伤则痛，津伤则强"，津伤不能濡养经筋故身强；而燥邪为病最大的特点是什么？也是伤津，这难道也是巧合吗？"脉沉而细"者，也是津伤之脉。因此，痉病之邪，当为燥邪。伤于燥者发为痉病，伤于湿者发为湿病，伤于暑者发为暍病。

痉病冠以"太阳病、发热"，可知痉病也属外感热病，与伤风、伤寒不同的是，因有津伤，故其脉不浮。与太阳病不同的是，太阳病只是太阳津伤，所以症见项背强几几。而痉病则为督脉津伤，所以症见身体强几几，二者在症状轻重的表现上也是有所不同的。

痉病属燥邪为病，痉病初起，身体强几几，无汗而恶寒，名刚痉；待到燥邪化热后，腠理开，则汗自出，不恶寒而恶风，名柔痉；更见身大热，不恶寒反恶热者，转属阳明。整个过程跟伤寒病程何其相似！

痉病，无汗恶寒者，名曰刚痉，麻黄加栝楼根汤主之；汗出恶风，不恶寒者，名曰柔痉，桂枝加栝楼根汤主之。

【注释】燥属小寒，伤于燥，与伤寒略同，亦发热、恶风寒。然伤寒则身痛，伤燥则身强，名痉病，其无汗者名刚痉，有汗者名柔痉。燥邪所致痉病，其治大抵同于伤寒，所不同者，需时时顾护阴津，故于治伤寒法中加栝楼根生津解痉。

麻黄加栝楼根汤方

麻黄三两　桂枝二两　杏仁七十个（去皮尖）　甘草一两（炙）
栝楼根四两

上五味，以水九升，先煮麻黄，减二升，去上沫，纳诸药，煮取二升半，去滓，温取八合，覆取微似汗。

【方解】此即麻黄汤加栝楼根四两。

桂枝加栝楼根汤方

栝楼根四两　桂枝三两　芍药三两　甘草二两（炙）　生姜三两（切）　大枣十二枚（擘，去核）

上六味，以水九升，煮取三升，分温三服，取微汗。汗不出，食顷，啜热粥发之。

【方解】此即桂枝汤加栝楼根四两。

太阳病，无汗而小便反少，气上冲胸，口噤不得语，欲作刚痉，葛根汤主之。

【注释】刚痉之状，当见身体强几几，今者症见"无汗，小便少，气上冲胸，口噤不得语"，"口噤不得语"较之于身体强几几，其症较轻，属"欲作刚痉"而未发为刚痉，因为津伤不甚，所以仍可用葛根汤解表升津。

葛根汤方

葛根四两　麻黄三两　桂枝二两　芍药二两　甘草二两（炙）生姜三两（切）　大枣十二枚（擘，去核）

上七味，哎咀，以水七升，先煮麻黄、葛根，减二升，去沫，纳诸药，煮取三升，去滓，温服一升，覆取微似汗，不须啜粥，余如桂枝汤法将息及禁忌。

【方解】葛根汤即桂枝加葛根汤再加麻黄而成，因为有表闭而无汗，所以加用麻黄解表。葛根汤治"欲作刚痉"而非治疗刚痉，如果病情进一步发展，则可见到"身体强几几"的刚痉，治疗时宜用栝楼根替代葛根汤中的葛根，以生津解痉。

痉病，胸满口噤，卧不着席，脚挛急，必龂齿，转属阳明也，急下之，可与大承气汤。

【注释】刚痉之候："太阳病，发热无汗，反恶寒者，名曰刚痉"，本证并无发热恶寒，已无表证，故不能称为刚痉。本证实为燥邪化热，转入阳明，因燥邪为病，最易伤津，津伤则大便结，表热入里则与燥屎相结，发为阳明腑实证。治宜急下存津，方用大承气汤。

痉病初起，但见身体强几几，因为邪尚在表，所以有刚痉、柔痉之分；待到痉病彻底形成，则症见角弓反张、卧不着席、口噤齘齿等，治宜急下存津，方用大承气汤。

大承气汤方

大黄四两（酒洗）　厚朴半斤（炙，去皮）　枳实五枚（炙）芒硝三合

上四味，以水一斗，先煮二物，取五升，去滓纳大黄，更煮取二升，去滓纳芒硝，更上微火一两沸，分温再服。得下，余勿服。

【方解】药症对应：大黄——通腑攻下，芒硝——软坚通便，枳实——破气散结，厚朴——降气除满。

太阳病，一身尽烦疼，脉沉而缓者，名曰湿病，此病伤于汗出当风，或久卧取冷所致也。

【注释】张仲景凡是提到"湿"的，概指外湿而言；内湿者张仲景名之为"水气"。外湿为病，多发为关节疼烦，张仲景把它命名为湿病；而体内水气为病的，多发为水肿，张仲景把它命名为水气病。

伤于湿者，名湿病；湿中关节者，名中湿。中湿者，不发热，故不属外感热病，其方论详见后文"辨卒病脉症并治"节。

湿邪亦属阴邪，与寒邪一样，伤人后都先在体表化热，故湿病者，一身尽疼，与伤寒之身痛略有区别：伤寒之身痛，但身疼腰痛，不似湿病之"骨节疼烦""一身尽疼"，二者症状和轻重有别。

六淫伤人，一般都是邪气先在表化热，然后传经络、入脏腑，寒邪如此，燥邪如此，湿邪亦如此。

湿病，一身尽疼，发热，无汗，身色如熏黄者，可与麻黄加术汤发其汗为宜，慎不可以火攻之。

【注释】湿邪客表，郁而化热，汗不得出，郁热在里，故可见身黄；湿滞关节，故身烦疼。治宜解表化湿，方用麻黄加术汤。

麻黄加术汤方

麻黄三两　桂枝二两　杏仁七十个（去皮尖）　甘草一两（炙）术四两

上五味，以水九升，先煮麻黄，减二升，去上沫，纳诸药，煮取二升半，去滓，温取八合，覆取微似汗。

【方解】本方用麻黄汤解表，加术化湿；若有身黄，可加栀子柏皮汤，即麻黄生栀柏皮汤。本方亦治湿邪夹寒者。

湿病，身烦疼，发热汗出而恶风者，属风湿，桂枝加术汤主之。

【注释】与伤寒、伤燥者似，伤于湿者，湿邪化热，热则腠理开而汗自出，虽汗出而湿邪仍滞留关节者，名风湿。

桂枝加术汤方

桂枝三两　芍药三两　甘草二两（炙）　生姜三两（切）　大枣十二枚（擘，去核）　术四两

上六味，以水九升，煮取三升，分温三服，取微汗。汗不出，食顷，啜热粥发之。

【方解】本方用桂枝汤解表，加术化湿。此方亦可治湿邪夹风者。

风湿相搏，一身尽疼痛，法当汗出而解，值天阴雨不止，医云，此可发汗，汗之病不愈者，何也？盖发其汗，汗大出者，但风气去，湿气在，是故不愈也。若治风湿者发其汗，但微微似欲出汗者，风湿俱去也。

【注释】先贤有云"风湿同驱要缓行"，一语中的。

风湿相搏，骨节疼烦，掣痛不得伸屈，近之则痛剧，汗出短气，小便不利，恶风不欲去衣，或身微肿者，甘草附子汤主之。

【注释】此为阳虚之人感受风湿，故骨节疼烦而恶风。治风湿时宜加温阳之品，方用桂枝加术汤复加附子。

甘草附子汤方

甘草二两（炙）　白术二两　附子二枚（炮，去皮）　桂枝四两

上四味，以水六升，煮取三升，去滓。温服一升，日三服，初服得微汗则解。能食，汗出复烦者，服五合。

【方解】风湿，本宜桂枝加术汤，以其痛甚或阳虚，故加附子温经止痛，加乌头更佳。《经》曰"风寒湿三气合而为痹"，寒湿痹可用麻黄加术汤治疗，风湿痹可用桂枝加术汤，风、寒、湿三气合而为痹者用甘草附子汤。

病者一身尽疼，发热，日晡所剧者，转属阳明也，白虎加术汤主之。

【注释】湿邪在表化热，表热可内传入里。若"日晡所剧者"，则提示已转属阳明。若"小便不利、大便反快"者，则提示已转属三阴。湿病转属阳明者，宜白虎加术汤主之。

白虎加术汤方

知母六两　石膏一斤（碎）　甘草二两（炙）　粳米六合
术四两

上五味，以水一斗，煮米熟汤成，去滓，温服一升，日三服。

【方解】白虎加术汤中，白虎汤清阳明除身热，白术化湿利关节。

伤于暑，发热恶寒，身重而疼痛，其脉弦细芤迟，名暍病。小便已，洒洒然毛耸，手足逆冷，小有劳，身即热，口渴，前板齿燥，转属阳明也，白虎加人参汤主之。

【注释】暍病者，伤于暑。暑为阳邪，其性大热，所以伤人即发热而汗出，腠理开而恶风寒；热则（筋）脉缓，故身重；暑邪最易食气，阴气不足则身痛，脉弦细芤迟；其轻证者在表，宜白虎加人参汤复加桂枝。然暑为壮火，迅即转入阳明，壮火食气则小便已洒洒然毛耸，手足逆冷；热盛气虚，所以

小有劳则身即热，口渴，前板齿燥。转入阳明后治当清暑益气，不宜再用汗下。如果误用汗法、下法，或加温针，则可能导致变证纷生，此为医之过。

白虎加人参汤方

知母六两　　石膏一斤（碎）　　甘草二两（炙）　　粳米六合　　人参三两

上五味，以水一斗，煮米熟汤成，去滓，温服一升，日三服。

【方解】白虎加人参汤中，白虎汤清暑热，人参益气。

太阳病，脉浮，发热恶寒，面赤斑斑如锦纹，咽喉痛，唾脓血，名阳毒，此病伤于火毒也，麻黄升麻汤主之。

【注释】毒即火，火即毒，火毒者，疫毒也。火毒属阳邪，伤于火毒者，在表先发热；火毒最易动血，故多见血证——面赤斑斑如锦纹，咽喉痛，唾脓血。

伤于火者名曰阳毒，中于火者名曰阴毒，阴毒方论详见后文"辨卒病脉症并治"节。

麻黄升麻汤方

麻黄三两　　桂枝二两　　升麻二两　　甘草二两（炙）　　生姜三两（切）　　大枣十二枚（擘，去核）

上六味，以水六升，煮取三升，分温三服。

【方解】此即麻黄桂枝汤加升麻而成。方用麻黄、桂枝解表，升麻清热解毒。

升麻味甘，非辛，故升麻并无升提之能，主解百毒，善治头面部出血，张仲景多用之治咽痛唾脓血。泻热诸药，味多苦寒，如芩、连之属，苦则下泄，故热在于上者，苦味难及，可用辛凉之石膏或甘平之升麻。

太阳病，发热而渴，不恶寒者，为温病。

【注释】天有六气，发为六淫（风、寒、暑、湿、燥、火是也），并无温邪，故温病非伤于温邪而发病。观温病之症，发热而渴、不恶寒，与表热证欲"转属阳明"之证候契合，实亦阳旦之属也。

温病冠以"太阳病"，可知其仍属表证，治宜发汗解表，因有口渴，可在解表剂中加用辛凉之品，宜桂枝汤加石膏、知母（热重者用白虎加桂枝汤）。治温病者，不可轻用辛凉解表剂。须知人体总以阳气为主，阳气内足，则御邪有力，治病就容易痊愈；若误用寒凉，阳气受伤，卫外不能，则表邪容易内陷，变证纷生。治疗温病，于辛温解表剂中加用寒凉之药（如石膏）以制约温药的温性即可，没必要纯用寒凉之药而忌温药如虎。

温病如同阳旦证，亦可传热入经络、舍脏腑，发为十二经病。

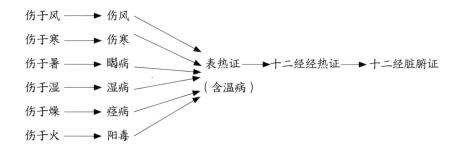

六淫化热传十二经示意图

第三节　辨伤寒传足厥阴肝病脉症并治

肝为五脏之一，五行属木，主藏血，其华在爪，其窍为目，在体为筋，其味酸，其色青。肝藏魂，《素问·灵兰秘典论》云"肝者，将军之官，谋虑出焉"，肝气虚则恐，实则怒。脏者，主藏精气而不泻，邪热扰肝，则反泻而不藏，发为便血、下重；若久利不止，则正气随下利而去，发为肝虚证。肝阳虚则手足逆冷，肝血虚则脉细欲绝。

肝属木，木克土，故肝热传胃则胃热，发为消渴、心下痞、心烦不得眠。仲景曰"见肝之病，当先实脾"，此为治未病。

肝脉"环阴器"，其病则阴中拘挛、阴挺、阳痿。

其在伤寒，始发热而无汗，手足逆冷，此为表未解；若不及时治之，则表热传入足厥阴经，发为足厥阴经热证，症见便脓血。表热与经热俱随利去，则热自解；若利下不止，则正气亦虚，发为足厥阴脏虚证，症见手足厥寒、吐利不止、烦躁欲死。

伤寒，发热，手足厥寒，脉细欲绝者，属厥阴，当归四逆汤主之。若其人内有久寒者，宜当归四逆加吴茱萸生姜汤主之。

【注释】此属足厥阴表证。足厥阴属肝，肝主藏血，肝虚则血寒，故手足厥寒、脉细欲绝。仲景曰"阴不得有汗"，故足厥阴表证虽发热而无汗，不可见无汗之发热而与服麻黄汤，慎之。三阴病无汗之发热，与桂枝退热即可，因无汗出，故虽用桂枝而不伍以芍药，芍药本自不利阳虚者。轻证者，发热而手足不温，未至于手足厥寒者，与桂枝汤去芍药加当归即可。

当归四逆汤方
当归三两　吴茱萸一升　桂枝三两　甘草二两（炙）　生姜三两（切）　大枣十二枚（擘，去核）

上六味，以水八升，煮取三升，去滓，温服一升，日三服。

【方解】药症对应：发热——桂枝汤，手足厥寒——去芍药加吴茱萸，脉细欲绝——当归。

当归四逆加吴茱萸生姜汤方

当归三两　吴茱萸二升　桂枝三两　甘草二两（炙）　生姜半斤（切）　大枣二十五枚（擘，去核）

上六味，以水六升、清酒六升和，煮取五升，去滓，温分五服。

【方解】此为当归四逆汤倍用吴茱萸、生姜、大枣而成。

厥阴病，身体重，少腹里急，或引阴中拘挛，热上冲胸，头重不欲举，眼中生花，膝胫拘急者，黄连阿胶汤主之。

【注释】此为足厥阴经热证。足厥阴属肝，肝主筋，肝有热则大筋软短、小筋弛长，故头重、身体重，不欲举，或膝胫拘急；宗筋有热则少腹里急、引阴中拘挛；肝之华在目，故肝热或肝虚则眼中生花。《千金方》云："妇人温病虽瘥，若未平复，血脉未和，尚有热毒而与之交接，得病者名为阴易之病。其人身体重，热上冲胸，头重不欲举、眼中生眵，四肢拘急，小腹绞痛，手足拳，皆即死。"

黄连阿胶汤方

黄连四两　黄芩二两　阿胶三两　芍药二两

上四味，以水六升，先煮三物，取二升，去滓，纳胶烊尽，温服七合，日三服。

【方解】黄连阿胶汤证，若见虚羸少气者，可加鸡子黄，名为朱雀汤。

厥阴病，热利，便脓血，下重者，白头翁汤主之。

【注释】此为表热传入足厥阴经，发为足厥阴经热证。热传三阴，下利不止者，葛根芩连汤主之；下重者，去葛根加白头翁除后重。

白头翁汤方

白头翁二两　黄芩三两　黄连三两　甘草二两（炙）

上四味，以水七升，煮取二升，去滓，温服一升。不愈，更服一升。

【方解】药症对应：热利——芩连，下重——白头翁。加减法：肠道血热，可加牡丹皮；腹痛者加芍药；亡血者，加阿胶。《金匮要略》云："产后下利虚极，白头翁加甘草阿胶汤主之。"

通行本《伤寒论》白头翁汤有秦皮，无甘草，《本经》云："秦皮，味苦，微寒。主治风寒湿痹，洗洗寒气，除热，目中青翳白膜。"秦皮并不主治热利下重，疑"秦皮"为"丹皮"之误。

热利不止者，当用小阴旦汤加葛根八两而成；热利下重者，当用小阴旦汤加丹皮三两而成。此二者皆无心下满，胃中自和，故无需黄连。

厥阴病，消渴，气上撞心，心中疼热，饥不欲食，食则吐，下利不止者，乌梅丸主之。

【注释】此为足厥阴经热犯胃，故消渴、气上撞心、饥不欲食。厥阴经热证本自热利，下利不止则正虚，故君用乌梅，生津止渴且酸敛止泻。

乌梅丸方

乌梅三百枚　黄连十六两　栀子六两　干姜十两　附子六两（炮）　细辛六两　吴茱萸六两　桂枝六两　蜀椒四两　人参六两

上十味，异捣筛，合治之，以苦酒渍乌梅一宿，去核，蒸之五斗米下，饭熟捣成泥，和药，令相得；纳臼中，与蜜杵二千下，丸如梧桐子大。先食饮服十丸，日三服，稍加至二十丸。禁生冷、滑物、臭食等。

【方解】药症对应：消渴——乌梅，气上撞心——黄连，心中疼热——栀子，饥不欲食——人参，食则吐——吴茱萸、蜀椒，下利不止——附子、干姜、细辛、桂枝。

厥阴病，便血不止，反恶寒者，桃花汤主之。

【注释】此为足厥阴脏虚证轻证。

桃花汤方

赤石脂一斤（一半全用，一半筛末）　干姜一两　阿胶二两

上三味，以水五升，先煮二味，取二升，去滓，纳胶烊尽，温服七合，纳赤石脂末方寸匕，日三服。若一服愈，余勿服。

【方解】药症对应：下利——干姜，下利不止——赤石脂，便血——

阿胶。

恶寒本宜用附子，然附子动血，故便血者不用附子，但用干姜。由是思之，《金匮要略》黄土汤治便血有附子，恐非仲景方，且原书中用地黄不加酒煎，用阿胶不言烊化，皆非仲景法度。

厥阴病，手足逆冷，吐利，烦躁欲死者，吴茱萸汤主之。

【注释】此为足厥阴脏虚证重证，肝主藏血，肝阳不足，故手足逆冷；木能克土，肝寒犯胃则吐、克脾则利；吐利不止则烦躁欲死。

吴茱萸汤方

吴茱萸一升　人参三两　生姜三两（切）　大枣十二枚（擘，去核）

上四味，以水七升，煮取二升，去滓，温服七合，日三服。

【方解】《金匮要略》治妇人妊娠吐利不止者用干姜人参半夏丸，则今者手足逆冷、烦躁欲死，可于干姜人参半夏丸中复加吴茱萸亦可。但纵观仲景经方，未见半夏与吴茱萸同用者，亦未见黄芩与黄柏同用者，怪哉！

伤寒，脉微而厥，至七八日肤冷，其人躁无暂安时者，此为藏厥，吴茱萸汤主之。

【注释】脏厥，在男子用干姜附子汤主之，在妇人则用吴茱萸汤主之。

足厥阴肝病方证勾要

（1）足厥阴表证——发热、四逆：当归四逆汤。
↓
（2）足厥阴经热证——热利、便脓血：黄连阿胶汤。
↓
（3）足厥阴经热证——热利、下重：白头翁汤。
↓
（4）足厥阴经热证（寒热错杂）——下利不止、消渴等：乌梅丸。
↓
（5）足厥阴脏虚证（轻证）——便血、恶寒：桃花汤。
↓
（6）足厥阴脏虚证（重证）——恶寒、四逆、躁烦欲死：吴茱萸汤。

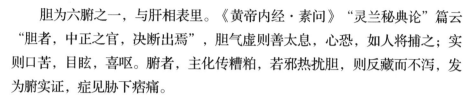

第四节　辨伤寒传足少阳胆病脉症并治

　　胆为六腑之一，与肝相表里。《黄帝内经·素问》"灵兰秘典论"篇云"胆者，中正之官，决断出焉"，胆气虚则善太息，心恐，如人将捕之；实则口苦，目眩，喜呕。腑者，主化传糟粕，若邪热扰胆，则反藏而不泻，发为腑实证，症见胁下痞痛。

　　胆与肝相表里，肝主升发，胆主疏泄。胆热传胃则呕，传脾则痛泻。

　　胆经循行于身侧，故耳聋、偏头痛、胸胁苦满者，属少阳。

　　其在伤寒，发热而目眩喜呕者，表热转属少阳也；若不及时治之，表热传入足少阳经发为足少阳经热证，症见口苦、咽干、耳聋、目眩；若经热循经传入足少阳腑，则发为足少阳腑实证，症见胸胁苦满，甚者硬痛。

　　伤寒，发热，其人头眩喜呕者，转属少阳也，桂枝加柴胡汤主之。

　　【注释】此为足少阳表证。

桂枝加柴胡汤方

　　桂枝三两　芍药三两　甘草二两（炙）　生姜三两（切）　大枣十二枚（擘，去核）　柴胡四两

　　上六味，以水七升，煮取三升，温服一升，服已，如桂枝法将息。

　　伤寒三日，少阳受之，发热微恶寒，支节烦疼，微呕，心下支结，外证未去者，柴胡桂枝汤主之。

　　【注释】此为足少阳表、经同病，邪热由表入经也。解表宜桂枝汤，除少阳经热宜柴胡汤。

柴胡桂枝汤方

　　取小柴胡汤、桂枝汤各五合，合为一升，顿服。

　　少阳病，外解已，口苦咽干而目眩者，小柴胡散主之。若剧者，两耳无所闻，目赤，胸中满而烦者，大柴胡散主之。

【注释】此为足少阳经热证。口苦、咽干者属热，非少阳所特有，独目眩者属少阳，以少阳脉发于目内眦故也。少阳脉循于身侧，故少阳经热则耳聋、胸胁苦满。

小柴胡散方

柴胡四两　甘草二两（炙）

上二味，捣筛，白饮和服方寸匕，日三服。

【方解】柴胡泻胆热，主治口苦、咽干、目眩；若胸胁满者加枳实、芍药，胁下痞硬者加牡蛎。

大柴胡散方

柴胡　甘草（炙）　枳实（炙）　芍药

上四味，各等分，捣筛，白饮和服方寸匕，日三服。

【方解】此即通行本《伤寒论》之四逆散。

伤寒五六日，中风，往来寒热，胸胁苦满，不欲饮食，心烦喜呕，或胸中烦而不呕，或渴，或腹中痛，或胁下痞硬，或心下悸、小便不利，或不渴、身有微热，或咳者，小柴胡汤主之。

【注释】此为足少阳经、腑同病。

今人但见"往来寒热"，皆谓之少阳病，此谬也。表证之桂麻各半汤证、桂二麻一汤证均有"寒热如疟状"，故可知寒热往来属表寒化热之象，非少阳所特有。

既然主症里已有心烦，为何后文或然症里又提出"或胸中烦"？小柴胡汤何药能治心烦？恐怕"心烦"应当作"头眩"，如此才能与少阳病提纲证相对应。综上所述，小柴胡汤证的主症当为：胸胁苦满，头眩喜呕，不欲饮食。

小柴胡汤方

柴胡半斤　黄芩三两　人参三两　半夏半升（洗，去滑）　甘草（炙）　生姜各三两（切）　大枣十二枚（擘，去核）

上七味，以水一斗二升，煮取六升，去滓，再煎取三升，温服一升，日三服。若胸中烦而不呕者，去半夏、人参，加栝蒌实一枚；

若渴者，去半夏，加人参合前成四两半、栝楼根四两；若腹中痛者，去黄芩，加芍药三两；若胁下痞硬者，去大枣，加牡蛎四两；若心下悸、小便不利者，去黄芩，加茯苓四两；若不渴、外有微热者，去人参，加桂枝三两，温服微汗愈；若咳者，去人参、大枣、生姜，加五味子半升、干姜二两。

【方解】药症对应：头眩——柴胡，胸胁苦满——枳实、芍药，热利——黄芩，呕——黄连、半夏、生姜，不欲饮食——人参。

加减法：心烦者加黄连，腹痛者倍用芍药，口渴者去半夏加栝楼根，胁下痞硬者去大枣加牡蛎。

历来医家论及小柴胡汤，都说是"和解少阳"，其依据恐怕就是少阳主半表半里吧？前文"总论"已言及，伤寒传变，由表入里，先后经过邪在皮表（表证）、邪传经络（经热证）及邪入脏腑（脏腑证）三个阶段，三阴三阳各有一个半表半里证（经热证），因此，不存在"少阳主半表半里"。且少阳主胆，胆为六腑之一，腑者主泻而不藏也，邪热客之，则反藏而不泻，治当泻以通之，又怎么能用和解之法呢？或曰"柴胡主升，黄芩主泄，升降并施，故曰和解"，然则柴胡果真主升？《本经》云"柴胡苦寒"，苦则能泄，何升之有？小柴胡汤其实是清泻胆热之方，而非和解之方。

小柴胡汤中应当用黄芩还是黄连？从来医家论及黄芩、黄连、黄柏，只知黄芩清上焦肺热，黄连清中焦胃热，黄柏清下焦之热，可是张仲景诸方，哪一个方子用黄芩清肺热？哪一个方子用黄柏清下焦之热？要知道，黄芩、黄连、黄柏三药都是性寒味苦而色黄，性寒则能清热，味苦则泄，色黄则归于中焦脾胃，所以三药的主治，大体相同，都能清中焦脾胃之热。所不同的是，黄芩善治脾热（大肠热）而止热利，所以张仲景治热利常用黄芩，如黄芩汤等；黄连善治胃热而除痞、呕，所以张仲景治痞、呕多用黄连，如泻心汤、黄连汤等；而黄柏取的是皮部，所以善能达表，因此张仲景治身黄用黄柏而不用芩、连，其主治在脾（小肠）。观少阳病，少阳胆火犯胃而导致呕吐，此为热在胃中，自然当用黄连以泻胃热；本证又无下利（热利），故不需用黄芩。如果胆热传脾，症见热利者，则宜用黄芩。

综上所述，小柴胡汤的组成当为柴胡、黄连、半夏、生姜、人参、大枣、甘草。方中柴胡泻胆热，黄连泻胃热，半夏合生姜止呕，人参补虚，大枣补脾，培土御木，取"见肝之病，当先实脾"之义，甘草调和诸药，诸药合用，共奏泻胆和胃之效。

方后加减法：①胸中烦者，是胆热扰心所致，为什么治疗却用栝蒌实呢？栝蒌实只能宽胸散结，并未曾见张仲景用它除烦，恐怕"胸中烦"是"胸中窒"之讹。②少阳之热，犯胃则呕吐，犯脾则痛泻，故腹中痛者，乃胆热传入太阴，尚未下利，所以可以加用芍药止痛。如果伴见下利，则应该加用黄芩泄热止利。③胁下痞硬，是邪热与胆汁结于少阳之腑胆中，故去掉甘壅的大枣，加用咸味的牡蛎软坚散结。④少阳病，上焦不通，津液不下，胃气不和，水停心下，上凌于心，故心下悸，治当去苦泄之黄连，可加用桂枝温心阳以抑水气，并加用茯苓利水。⑤外有微热者，是表热未尽，所以加用桂枝解表；去人参，以免人参助邪。⑥心下水气犯肺，则发为咳嗽，故去掉甘壅的参、枣，加用辛味的干姜宣肺化饮、酸味的五味子敛肺止咳。

小柴胡汤煎煮法中"去滓再煎"之意，未见能解释明白者。或谓之浓缩药液，或谓之和解法须再煎，凡此种种，看起来似乎都很有道理，却经不起推敲。如果"去滓再煎"具有如此多的优点，为何不所有的方剂都"去滓再煎"，而是只有少数几个汤剂采用"去滓再煎"？亦有一说：柴胡质地疏松，容易吸水，故在煎煮到一半后去滓再煎，以免汤液被柴胡所吸收，但此说无法解释半夏泻心汤等系列方剂为何也采用"去滓再煎"。"去滓再煎"法适用于胃热脾寒证，仲景治胃热脾寒，常黄连与干姜并用，黄连清胃热，干姜温脾寒，然脾胃同病者，用黄连清胃则易伤脾阳，用干姜温脾则易助胃火，故仲景用"去滓再煎"法，燮理脾胃。观仲景诸方，用"去滓再煎"法者，皆连、姜并用之剂，而乌梅丸亦用黄连、干姜治胃热脾寒，然不用汤剂而用丸剂，可谓变通之法。

小柴胡汤之底方，实为柴胡枳实芍药甘草汤，即通行本《伤寒论》之四逆散，柴胡泻胆热，枳实破结除胸胁满，芍药养营止腹痛。呕吐者，胆热传胃，加黄连除胃热、半夏和生姜止呕；表未解者可加桂枝。

伤寒中风，有柴胡证，但见一证便是，不必悉具。

【注释】要诊断少阳病，只需辨明病性与病位即可。"伤寒中风"者，已经提示病性为热；因此，只要辨明其病位即可诊断少阳病。少阳循行之位，在身之侧，所以《素问·热论》说"胸胁痛而耳聋"，但是验之临床，则以头眩或胸胁满痛为多见，特别是胸胁满痛一症，张仲景每用小柴胡汤者几乎都有这一症状，因此"但见一证便是"更多的是指的"胸胁满痛"（少阳腑证），其次是"头眩喜呕"（少阳经证）。

伤寒五六日，呕而发热者，柴胡汤证具，而以他药下之，柴胡证仍在者，复与柴胡汤。此虽已下之，不为逆，必蒸蒸而振，却发热汗出而解。

【注释】黄连汤证亦可见"呕而发热"，故少阳病之"呕而发热"当有头眩或胸胁苦满为前提，方可确定为柴胡证。柴胡汤里有黄连、半夏、生姜，通治一切"呕而发热"者。

柴胡证，先与小柴胡汤，呕不止，心下急，郁郁微烦者，为未解也，大柴胡汤主之。

【注释】此为足少阳胆热犯胃。

大柴胡汤方

柴胡半斤　枳实四枚（炙）　芍药三两　黄连三两　半夏半升（洗，去滑）　生姜五两（切）　大枣十二枚（擘）　甘草二两（炙）

上八味，以水一斗二升，煮取六升，去滓，再煎，取三升，温服一升，日三服。

【方解】药症对应：柴胡证——柴胡，呕不止——半夏、生姜，心下急——枳实、芍药，郁郁微烦——黄连。

通行本《伤寒论》大柴胡汤组成为柴胡、黄芩、大黄、枳实、半夏、白芍、大枣、生姜八味，方中有大黄，恐"大黄"为"甘草"传抄之误。本证并无腑实便结，何需大黄？即使胆腑结实，亦当用牡蛎软坚散结，而非大黄。且少阳禁下，如果大柴胡汤有大黄，不是犯禁吗？本方似乎不应当去甘草，观小柴胡汤方后加减法"若胸中烦而不呕者，去半夏人参"，并无去甘草之例；且内热心烦，不忌甘草，观栀子甘草豉汤、甘草泻心汤等可知。所以，大柴胡汤中的"大黄"应当作"甘草"为是。

大柴胡汤即小柴胡汤去人参加枳实、芍药而成，由七味变成八味，故名大柴胡汤。

少阳病，胸胁满而呕，日晡所发潮热者，实也，柴胡加大黄芒硝汤主之。

【注释】此为足少阳与足阳明并病，胆热入脾（大肠），与燥屎互结，发为阳明腑实证。

柴胡加大黄芒硝汤方

柴胡八两　枳实四枚（炙）　芍药三两　黄连三两　半夏半升（洗，去滑）　生姜三两（切）　大黄四两（酒洗）　芒硝三合

上八味，以水一斗二升，煮取六升，去滓，再煎，取三升，纳芒硝，温服一升，日三服。

【方解】药症对应：少阳病——柴胡，胸胁满——枳实、芍药，呕——黄连、半夏、生姜，日晡所发潮热——大黄、芒硝。

伤寒表不解，转入少阳者，胁下硬满，干呕不能食，往来寒热。尚未吐下，脉沉紧者，与小柴胡汤。若已吐、下、发汗、温针，谵语，柴胡汤证罢，此为坏病。

少阳不可发汗，发汗则谵语，此属胃。

少阳病，不可吐下，吐下则悸而惊。

伤寒五六日，已发汗而复下之，胸胁满微结，小便不利，渴而不呕，但头汗出，往来寒热，下利心烦者，此为未解也，柴胡桂枝干姜汤主之。

【注释】上四条为少阳误治坏病，详解见前文"伤寒坏病"篇。

足少阳胆病方证勾要

（1）足少阳表证：发热、头眩喜呕（柴胡桂枝汤）。

（2）足少阳经热证：口苦、咽干、耳聋、目眩（大柴胡散）。

↓

（3）足少阳经腑同病：胸胁苦满、头眩喜呕（小柴胡汤）。

↓

（4）足少阳腑实证：胁下痞痛（大柴胡汤）。

第五节 辨伤寒传手少阴心病脉症并治

心为五脏之一，五行属火，主血脉，其华在面，在窍为舌，在体为脉，其味苦，其色赤。心藏神，《素问·灵兰秘典论》云"心者，君主之官也，神明出焉"，心有余则笑不休，不足则悲。脏者，主藏精气而不泻，邪热扰心，则反泻而不藏，发为惊狂。心主血脉，宗气不足，血脉不利，则脉结代。

心为阳中之至阳，心阳不足，则在下之阴寒水气上犯阳位，发为心下悸。心阳不能温外，则胸痹心痛。

心与小肠相表里，心热传于小肠则小便黄，甚者身黄。

其在伤寒，表热欲入手少阴者，则心中烦；表热传入手少阴则心烦不得眠；若治不得法，误汗伤阳，则转为手少阴脏虚证，症见惊悸、奔豚、胸痹、心痛；形伤者则脉结代。

伤寒二三日，心中悸而烦者，桂枝去芍药加竹叶汤主之。

【注释】此为手少阴表证。素体心虚，发为心悸；邪热客表，故发心烦。解表宜桂枝汤，心悸故去芍药，加竹叶以除心烦。

桂枝去芍药加竹叶汤方

桂枝三两　甘草二两（炙）　生姜三两（切）　大枣十二枚（擘，去核）　竹叶三两

上五味，以水七升，煮取三升，去滓，温服一升。将息如桂枝法。

【方解】药症对应：表热——桂枝汤，心悸——去芍药，心烦——竹叶。

发汗吐下后，心烦不得眠，若剧者，必反复颠倒，心中懊憹，栀子豉汤主之。若少气者，栀子甘草豉汤主之；若呕者，栀子生姜豉汤主之。

【注释】此为手少阴经热证。表证误治，表热内陷心中，故心烦。

栀子豉汤方

栀子十四个（擘）　豉四合（绵裹）

上二味，以水四升，先煮栀子得二升半；纳豉，煮取一升半，去滓，分为二服，温进一服（得吐者，止后服）。

【方解】张仲景所用豆豉当为咸豆豉，咸能涌吐，古方多有服浓盐汤催吐者，瓜蒂散亦用豉涌吐，故服栀子豉汤后可能会出现呕吐，而非张仲景用吐法治心热虚烦不得眠。若服汤后吐者，不宜再服，以免重伤正气。

栀子甘草豉汤方

栀子十四个（擘）　甘草四两（炙）　豉四合（绵裹）

上三味，以水四升，先煮栀子，甘草取二升半，纳豉，煮取一升半，去滓，分二服，温进一服（得吐者，止后服）。

【方解】误用汗、吐、下法，伤及心气，宗气不足故少气，宜加炙甘草补宗气。

栀子生姜豉汤方

栀子十四个（擘）　生姜三两（切）　豉四合（绵裹）

上三味，以水四升，先煮栀子、生姜，取二升半；纳豉，煮取一升半，去滓，分二服，温进一服（得吐者，止后服）。

【方解】误用汗、吐、下法，伤及胃气，胃气逆乱故呕，宜加生姜止呕。

心烦不得眠，胸中窒，或心中结痛者，枳实栀子豉汤主之。

【注释】误用汗、吐、下法，胸中气机不利则"胸中窒，或心中结痛"。

枳实栀子豉汤方

枳实三枚（炙）　栀子十四个（擘）　豉一升（绵裹）

上三味，以清浆水七升，空煮取四升；纳枳实、栀子，煮取三升，下豉，更煮五六沸，去滓，分温三服。

【方解】若虚人不宜枳实者，可用栝蒌实。

伤寒下后，心烦腹满，卧起不安者，栀子厚朴汤主之。

【注释】误用汗、吐、下法，腹中气机不利则"心烦腹满，卧起不安"。

栀子厚朴汤方

栀子十四个（擘）　厚朴四两（炙，去皮）　豉一升（绵裹）

上三味，以水四升，先煮栀子、厚朴，取二升半；纳豉，煮取一升半，去滓，分二服，温进一服（得吐者，止后服）。若有宿食者，纳大黄如棋子大者五六枚，服之愈。

【方解】腑气不利，发为腹满，故用厚朴。若喘者，宜加杏仁。

凡用栀子汤，病人旧微溏者，不可与服之，可与栀子干姜汤。

【注释】前数条栀子豉汤类证者，皆手少阴经热证。栀子性寒，脾虚者不宜，若必欲用之，宜佐以温脾之品如干姜。

栀子干姜汤方

栀子十四个（擘）　干姜二两　豉四合（绵裹）

上三味，以水四升，先煮栀子、生姜，取二升半；纳豉，煮取一升半，去滓，分二服，温进一服（得吐者，止后服）。

【方解】干姜温脾，可制栀子之寒。其人旧微溏者，属脾虚，可再加大枣补脾。

伤寒，发汗吐下后，脉促胸满者，桂枝去芍药汤主之。

【注释】此为误治所致手少阴脏虚证之轻证，但发为胸满，未及心悸。

桂枝去芍药汤方

桂枝三两　甘草二两（炙）　生姜三两（切）　大枣十二枚（擘，去核）

上四味，以水七升，煮取三升，去滓，温服一升。将息如前法。若恶寒者，加附子一枚。

【方解】芍药苦泄，心虚不宜。

伤寒，加温针，必惊也。其人叉手自冒心，心下悸，欲得按者，桂枝甘草汤主之。

【注释】此为误治所致手少阴脏阳虚证，故见心悸。

桂枝甘草汤方

桂枝四两　甘草二两（炙）

上二味，以水三升，煮取一升，去滓，顿服。

【方解】此即桂枝去芍药汤再去姜、枣而成。不用姜、枣者，因不用桂枝发汗故也。

火逆，下之，因烧针烦躁者，桂枝甘草龙骨牡蛎汤主之。

【注释】此为误治所致手少阴脏虚证之重证，症见心悸、烦躁。

桂枝甘草龙骨牡蛎汤方

桂枝一两　甘草二两（炙）　龙骨二两　牡蛎二两（熬）

上四味，以水五升，煮取二升半，去滓，温服八合，日三服。

【方解】此为桂枝甘草汤加龙骨、牡蛎而成。

伤寒脉浮，医者以火迫劫之，亡阳，必惊狂，卧起不安者，桂枝去芍药加蜀椒龙骨牡蛎救逆汤主之。

【注释】此为误治所致手少阴脏虚证之重证，症见惊狂、卧起不安。

桂枝救逆汤方

桂枝四两　甘草二两（炙）　生姜三两（切）　大枣十二枚（擘，去核）　蜀椒二两　龙骨四两　牡蛎四两

上七味，以水六升，煮取三升，去滓，温服一升。

【方解】此方即桂枝去芍药汤加蜀椒、龙骨、牡蛎而成，蜀椒散五脏之寒，可助桂枝温心止悸；龙骨合牡蛎重镇定神，可治惊狂。

心动悸，脉结代者，复脉汤主之。

【注释】此为手少阴脏虚证，宗气不足，不能贯心脉，故症见结代脉，

治用复脉汤。

复脉汤方

桂枝三两　甘草四两（炙）　生姜三两（切）　大枣三十枚（擘，去核）　龙骨四两　牡蛎四两　小麦一升　生地黄一斤

上八味，以清酒七升，水八升，煮取三升，温服一升，日三服。

【方解】此方即桂枝去芍药加龙骨牡蛎汤倍用甘草、大枣，复加用小麦、地黄而成。因心动悸，故用桂枝去芍药加龙骨牡蛎汤镇惊止悸；倍用炙甘草以补宗气、贯心脉，倍用大枣以补脾益气，加小麦以益心气，加地黄以通血脉。《本经》载："地黄，气味甘、寒，无毒。主折跌绝筋，伤中，逐血痹，填骨髓，长肌肉。作汤除寒热积聚，除痹，生者尤良。"

发汗后，烧针令其汗，针处被寒，核起而赤者，必发奔豚。奔豚病，气从少腹起，上冲咽喉，发作欲死，气复还则止，奔豚汤主之。

【注释】此为手少阴脏虚证，上虚不能制下，故下焦阴寒之气上犯，发为奔豚。

奔豚汤方

桂枝五两　甘草二两（炙）　蜀椒三两（去汗）　龙骨四两　牡蛎四两　茯苓半斤

上六味，以水七升，煮取三升，分温三服。

【方解】此方即桂枝救逆汤去姜、枣加茯苓而成，桂枝救逆汤温心阳以抑阴寒水气上冲，茯苓利下焦阴寒水气。

但脐下悸动者，欲作奔豚，茯苓桂枝大枣甘草汤主之。

【注释】此为奔豚轻证。

茯苓桂枝大枣甘草汤方

茯苓半斤　桂枝四两　甘草二两（炙）　大枣十五枚（擘，去核）

上四味，以甘澜水一斗，先煮茯苓，减二升；纳诸药，煮取三升，去滓，温服一升，日三服。

作甘澜水法：取水二斗，置大盆内，以杓扬之，水上有珠子五六千颗相逐，取用之。

【注释】奔豚轻证，故用桂枝温上焦心阳以平冲气，茯苓利下焦阴寒水气，大枣温脾土，筑堤以防水。

脉阳微而阴弦，即胸痹而痛。胸痹之病，喘息咳唾则胸背痛，短气，寸口脉沉而迟，关上小紧，栝蒌薤白桂枝汤主之。

【注释】此为手少阴脏虚寒证。心为阳中之至阳，心阳不足，阳虚不能制阴，则发为胸痹。

栝蒌薤白桂枝汤方

栝蒌实一枚（捣）　薤白半升　桂枝三两

上三味，白酒七升同煮，取二升，分温再服。

【方解】栝蒌宽胸散结，薤白温胸阳，桂枝温心。若胸中窒者加枳实，腹满者加厚朴，短气者加半夏，痛甚者加蜀椒。

心痛彻背，背痛彻心者，乌头丸主之。

【注释】喘息咳唾则胸背痛者，属胸痹，其证轻；心痛彻背，背痛彻心者属心痛，其证重。此皆手少阴脏寒证。

乌头丸方

乌头二分（炮）　附子二分　干姜一分　桂枝一分　蜀椒一分

上五味，末之，蜜丸如梧子大，先食服一丸，日三服。

【方解】乌、附、姜、椒、桂，此皆大辛大热之品，最能消除阴翳。然乌、附有毒，不如取桂枝、蜀椒等分为末，蜜丸如梧子大，服一丸，日三服。

手少阴心病方证勾要

（1）手少阴表证：发热、心悸而烦（桂枝去芍药加竹叶汤）。

↓

（2）手少阴经热证：心烦不得眠（栀子豉汤）。

↓

（3）手少阴脏阳虚证（轻证）：胸满、心下悸（桂枝甘草汤）。

↓

（4）手少阴虚寒证（轻证）：胸痛（栝蒌薤白桂枝汤）。

↓

（5）手少阴脏寒证（重证）：胸痛彻背（乌头丸）。

↓

（6）手少阴脏虚证：脉结代、心动悸（炙甘草汤）。

第六节　辨伤寒传手太阳小肠病脉症并治

小肠为六腑之一，与心相表里。《素问·灵兰秘典论》云"小肠者，受盛之官，化物出焉"，小肠有寒，其人下重，便脓血，有热，必痔。腑者，主化传糟粕，若邪热客于小肠，则反藏而不泻，发为小肠腑实证，症见少腹痛，腰脊控睾而痛。

小肠主泌别清浊，小肠病则失于泌别清浊，浊气外泛则发黄，浊气上犯清府则头眩，浊气下流则痛风、坏疽等，不一而足。

其在伤寒，发热而身黄者，表未解也；表热循经入里，发为手太阳经热证，症见腹满发黄；若经热结于小肠，则发为手太阳腑实证，症见身黄、腹满、日晡所剧。

伤寒，发热汗出者，此为热越，不能发黄也；但头汗出，身无汗，齐颈而还，小便不利，心中懊憹者，此为瘀热在里，身必发黄。其表未解者，麻黄生栀柏皮汤主之；无表证者，栀子柏皮汤主之。

【注释】此为手太阳表证。外邪闭表，邪热不得外出，复小便不利，郁热在里，熏蒸于脾，内陷小肠，小肠不能泌别清浊，故发身黄。小肠与心相表里，小肠之热上炎于心，故心中懊憹。

麻黄生栀柏皮汤

麻黄三两　桂枝二两　甘草二两（炙）　生姜三两（切）　大枣十二枚（擘，去核）　肥栀子十五个（擘）　柏皮二两

上七味，以水九升，先煮麻黄，减二升，掠去上沫。纳诸药，煮取三升，去滓，温服一升。

【方解】药症对应：发热无汗——麻黄、桂枝，发黄——栀子、柏皮。

发黄者，郁热在里，熏蒸于脾，脾现本色而发黄。清脾为何不用黄芩而用黄柏？今为之辨。黄芩和黄柏均为味苦性寒而色黄，色黄入脾，故黄芩和黄柏均治脾热。脾热而下利者，芩、柏用其一即可厚肠止利，如黄芩汤用黄芩止利、白头翁汤用黄柏止利；若脾热而未下利者，则只用黄柏而不用黄芩，

误用黄芩可使大便干结更甚。又，黄芩中空似肠，故肠热下利者多用之；黄柏取皮能达表，故身体发黄者多用之。张仲景方中可见黄连可与黄芩合用（胃热移于大肠），亦有黄连与黄柏合用（胃热移于小肠），却从未见芩、柏合用者。简言之，黄芩清脾（大肠）热，主治热利；黄柏清脾（小肠）热，主治黄疸。

黄疸属太阴，实则小肠病，小肠之热，或本于胃、或本于胆、或本于肝、或本于心，治病当求本。

栀子柏皮汤方

肥栀子十五个（擘）　柏皮二两　甘草一两（炙）

上三味，以水四升，煮取一升半，去滓，分温再服。

【方解】通行本《伤寒论》有麻黄连轺赤小豆汤治发黄，方中有生梓白皮，恐为"生栀柏皮"之讹。张仲景治黄疸，几乎每方必用栀子、柏皮，可知栀子柏皮汤为治黄第一方，以小肠与心相表里，故用栀子清心热，黄柏清小肠热。至于茵陈蒿者，为治谷疸之要药，而非治黄必用之药，观下文诸方，几无用茵陈者可知。

食难用饱，饱则发烦头眩，小便必难，此欲作谷疸，栀子柏皮汤主之。虽下之，腹满如故。

【注释】此为手太阳经热证。小肠属腑，腑主泻而不藏，若邪热入于小肠，小肠泌别清浊，故发为腹满、头眩、小便难诸症。

食即为满，谷气不消，胃中苦浊，浊气下流，热流膀胱，小便不通，身体尽黄，名曰谷疸。

【注释】此为谷疸，胃热及脾（小肠）故也。

伤寒七八日，身黄如橘子色，小便不利，腹微满者，茵陈蒿汤主之。

【注释】谷疸之候，食难用饱，饱则头眩，小便难，腹微满。欲作谷疸者，栀子柏皮汤主之；已发谷疸者，茵陈蒿汤主之。

茵陈蒿汤方

茵陈蒿六两　　栀子十四枚（擘，去核）　　柏皮二两

上三味，以水一斗二升，先煮茵陈减六升，纳二味，煮取三升，去滓，分三服。小便当利，尿如皂荚汁状，色正赤。

【方解】茵陈蒿汤由栀子柏皮汤加茵陈蒿而成，方用栀子柏皮汤治身黄，茵陈蒿治腹满。因腹满，故去甘草。

通行本《伤寒论》中茵陈蒿汤有大黄无黄柏，恐为传抄之误。谷疸虽有"腹微满"，未必皆已成实，何以轻用泻下？且张仲景明言告诫"谷疸虽下之，腹满如故"，可知治谷疸用泻下之法不可行，恐怕大黄为黄柏传抄之误。只有里成实者方可用大黄，详见后文大黄硝石汤，即大黄、芒硝、栀子、柏皮四药组成。

茵陈蒿汤主治"小便不利、腹微满"，方后服法云"一宿腹减，黄从小便去也"，可知本方有利小便之能。然栀子柏皮汤并无利小便之效，可知利小便者必为茵陈。茵陈蒿可利小便，滑石亦可利小便，为何治疗谷疸用栀子柏皮汤加茵陈蒿而不用栀子柏皮汤加滑石？茵陈蒿善治谷热，而滑石治水热，换言之，茵陈蒿利谷道，滑石利水道。

黄疸腹满，日晡所发热，小便不利而赤，自汗出，此为表和里实，当下之，宜大黄硝石汤。服汤后，未得下者，此为津液内竭，猪膏发煎主之。

【注释】此为手太阳腑实证，里已成实，故用大黄芒硝攻下。

大黄硝石汤方

大黄四两　　芒硝二两　　柏皮二两　　栀子十四枚

上四味，以水六升，先煮三味，煮取二升，去滓，纳硝，更煮取一升，顿服。

【方解】此为手太阳腑实证，里已成实，故用大黄、芒硝攻下通腑，栀子合黄柏泻热除黄。

猪膏发煎方

猪膏半斤　乱发如鸡子大三枚

上二味，和膏中煎之，发消药成，分再服，病从小便出。

【方解】此为变通之法，急则治标也，下之而不得，先导其燥屎，通腑以泻其热。

诸黄，腹满，大小便不利者，硝石滑石散主之。

【注释】此亦手太阳腑实证，因二便不通，故急则治其标，后仍当与栀子柏皮汤善后。

硝石滑石散方

硝石　滑石各等分

上二味，为散，以大麦粥汁和服方寸匕，日三服。病随大小便去，小便正黄，大便正黑，是候也。

【方解】药症对应：大便不利——芒硝，小便不利——滑石。

黄疸，心中懊恼结痛，不能食，时欲吐，名曰酒疸，其证心中热、足下热是也，枳实栀子豉柏皮汤主之。

【注释】此论酒疸。谷疸本于胃，故用茵陈蒿以泄谷浊；酒疸本于心，故用枳实栀子豉汤以除心火。

枳实栀子豉柏皮汤方

枳实五枚　栀子十四枚　豉一升　柏皮二两

上四味，以水六升，煮取二升，分温三服。

【方解】此即枳实栀子豉汤合栀子柏皮汤而成。枳实栀子豉汤原本治疗心中懊恼、胸中结痛者，因伴黄疸故合用栀子柏皮汤。

诸黄，腹痛而呕，脉弦者，宜柴胡栀子柏皮汤主之。

【注释】此论黄疸本于胆热者。

柴胡栀子柏皮汤方

取柴胡汤五合，栀子柏皮汤五合，合为一升，顿服，日三服。

【方解】栀子柏皮汤治标，柴胡汤治本。

黄疸，额上黑，微汗出，手足中热，薄暮即发，膀胱急，小便不利，名曰女劳疸，此为女劳得之。其腹胀如水状，大便必黑，时溏，此女劳之病，非水也，腹满者难治。

【注释】此论女劳疸之病机。女劳疸非小肠病，特此提出，以资鉴别。

男子黄，小便自利，当与虚劳小建中汤。小便不利者，与肾气丸。

【注释】此论女劳疸之治则，求之于虚劳。

手太阳小肠病方证勾要

（1）手太阳表证：发热、发黄（麻黄栀子柏皮汤）。

↓

（2）手太阳经热证：发黄（栀子柏皮汤）。

↓

（3）手太阳腑实证（轻证）：发黄、腹满（茵陈蒿汤）。

↓

（4）手太阳腑实证（重证）：发黄、腹满痛（大黄硝石汤）。

第七节 辨伤寒传足太阴脾病脉症并治

脾为五脏之一，五行属土，主运化，其华在唇，其窍为口，在体为肉，其味甘，其色黄。脾藏意，《素问·灵兰秘典论》云"脾胃者，仓廪之官，五味出焉"，脾气虚，则四肢不用，五脏不安，不欲饮食；实，则腹满时痛，泾溲不利。脏者，主藏精气而不泻，邪热扰脾，则反泻而不藏，发为下利。久利不止则正虚，下利清谷。

脾为后天之本，营气出于中焦，与津液合，化赤为血。

脾主为胃行其津液，喜燥恶湿。湿邪困脾则脘闷、口渴、便溏。胃热横流犯脾，郁热在里，则发身黄。

其在伤寒，发热而腹满痛者，表未解也；若表热传入足太阴，则发为足太阴经热证，症见腹痛、协热而利；若利下不止，则正气虚脱，转为足太阴脏虚证，症见不欲饮食或下利清谷。

伤寒四五日，至阴经上，转入阴必利；至七八日，虽暴烦下利日十余行，必自止，以脾家实，腐秽当去故也，桂枝加黄芩汤主之。腹中痛，转气下趋少腹者，此欲自利也，黄芩汤主之；利不止者，葛根芩连汤主之。

【注释】此论足太阴表证。足太阴病，表未解者宜先解表，解表用桂枝汤；热入阴经发为协热利，泻热止利加黄芩，此即桂枝加黄芩汤，又名阴旦汤。

桂枝加黄芩汤方

桂枝三两　芍药三两　生姜三两（切）　大枣十二枚（擘，去核）　甘草二两（炙）　黄芩三两

上六味，以水七升，微火煮取三升，去滓，温服一升，覆取微似汗。

【方解】药症对应：发热——桂枝，腹痛——芍药，热利——黄芩。

黄芩汤方

黄芩三两　芍药三两　甘草二两（炙）　生姜三两（切）　大枣十二枚（擘，去核）

上五味，以水一斗，煮取三升，去滓，温服一升，日再夜一服。

【方解】此即桂枝加黄芩汤去桂枝而成，因表已解，故去桂枝。

葛根芩连汤方

葛根半斤　黄芩三两　黄连三两　甘草二两（炙）

上四味，以水八升，先煮葛根，减二升，纳诸药，煮取二升，去滓，分温再服。

【方解】协热利，黄芩汤主之；下利不止者，加葛根升提止泻。用黄连者，恐有心下痞，黄连当为芍药之讹。如是者，葛根芩连汤当名葛根黄芩汤，即黄芩汤加葛根八两而成。

葛根黄芩汤方

葛根半斤　黄芩三两　芍药三两　甘草二两（炙）　生姜三两（切）　大枣十二枚（擘，去核）

上六味，以水一斗，先煮葛根，减为六升，纳诸药，煮取三升，去滓，温服一升，日再夜一服。

伤寒，表未解，腹中痛，欲呕吐者，黄连汤主之。

【注释】此为足太阴表证未解，表里同病，胃热脾寒。

本证最宜与小柴胡汤证（呕而发热者，柴胡汤证具）相鉴别，二者均治"呕而发热"，药物组成亦相似，所不同者，黄连汤证属表热，故用桂枝；小柴胡汤证属少阳胆热犯胃，故用柴胡。

黄连汤方

桂枝三两　黄连三两　半夏半升（洗，去滑）　人参三两　甘草三两（炙）　干姜三两　大枣十二枚（擘，去核）

上七味，以水一斗，煮取五升，去滓，温服，昼三夜二服。

【方解】药症对应：发热——桂枝，腹中痛——干姜，欲呕吐——黄连、半夏、生姜，不欲饮食——人参。加减法：少气者加炙甘草，噫气不除者加代赭石。

太阴病，腹满而吐，食不下，自利益甚，时腹自痛者，半夏泻心汤主之。

【注释】此为足太阴表里同病（脾胃表里同病），证属胃热脾寒。

半夏泻心汤方

半夏半升（洗，去滑）　黄芩　干姜　人参　甘草（炙）　黄连各三两　大枣十二枚（擘，去核）

上七味，以水一斗，煮取六升，去滓再煎，取三升，温服一升，日三服。

【方解】药症对应：自利——黄芩、干姜，腹满时痛——芍药，呕吐——黄连、半夏，食不下——人参。

伤寒汗出，下之后，胃中不和，心下痞硬，干噫食臭，腹中雷鸣下利者，生姜泻心汤主之。

【注释】伤寒误下伤及脾胃，脾虚故腹中雷鸣下利；胃虚则邪热内陷入胃，胃气不利则心下痞硬、干噫食臭。治当泻胃热、温脾阳，方用生姜泻心汤。

生姜泻心汤方

生姜四两（切）　甘草（炙）　人参　干姜　黄芩　黄连各三两半夏半升（洗，去滑）　大枣十二枚（擘，去核）

上八味，以水一斗，煮取六升，去滓再煎，取三升，温服一升，日三服。

【方解】此方由半夏泻心汤加生姜而成，故名生姜泻心汤。

伤寒发汗，若吐，若下，解后，心下痞硬，噫气不除者，代赭泻心汤主之。

【注释】此为误治伤及胃气，胃气不降故发为心下痞硬，胃气上逆则噫气不除，治宜补胃降逆。

代赭泻心汤方

代赭石一两　黄连一两　半夏一升（洗，去滑）　人参三两

甘草二两（炙）　　生姜五两（切）　　大枣十二枚（擘，去核）

上七味，以水一斗，煮取六升，去滓再煎，取三升，温服一升，日三服。

【方解】药症对应：心下痞硬——黄连，噫气不除——代赭石，气机不复——半夏、人参汤。

伤寒，医反下之，其人下利日数十行，谷不化，腹中雷鸣，心下痞硬而满，干呕，心烦不得安。医见心下痞，谓病不尽，复下之，其痞益甚。此非结热，但以胃中虚，客气上逆，故使硬也。

【注释】此为误下伤及脾胃，胃虚故心下痞硬而满、干呕心烦，脾虚故下利日数十行、谷不化，治宜理中，理中丸可也，干姜人参半夏丸亦可也。下工见之，以为结热，复用下法，非其治也。

凡心下痞，宜辨其寒热：渴欲饮冷者属热（用黄连），不欲饮冷者属寒（用干姜）。

凡下利，宜辨其寒热：下利臭秽者属热（用黄芩），下利清谷者属寒（用干姜）。

伤寒，服汤药，下利不止，心下痞硬，服泻心汤已，复以他药下之，利不止。医以理中与之，利益甚。理中者，理中焦，此利在下焦，赤石脂禹余粮汤主之。复不止者，当利其小便，甘草干姜茯苓白术汤主之。

【注释】伤寒误治，导致脾胃不和而见心下痞硬、利下不止，治当泻胃温脾，而医者反用下法，导致脾阳更虚，利下不止，热随利去而转为纯虚之证。阳虚下利，法当温阳，医与理中汤（丸），若下利不止者，宜先治其标，可用赤石脂禹余粮汤固涩止利，徐图善后；若赤石脂禹余粮汤服后仍见下利的，则应利小便以实大便，标缓后再求治本。

理中丸方

人参　干姜　甘草（炙）　　白术各三两

上四味，捣筛，蜜和为丸，如鸡子黄许大，以沸汤数合，和一丸，研碎，温服之，日三四夜二服；腹中未热，益至三四丸，然不及汤。汤法：以四物依两数切，用水八升，煮取三升，去滓，温服一升，日三服。

【方解】一云白术当作大枣，详见前文"伤寒正病"。凡用理中，呕者加半夏，恶寒者加附子。

赤石脂禹余粮汤方
赤石脂一斤（碎）　太一禹余粮一斤（碎）
上二味，以水六升，煮取三升，去滓，分温三服。

【方解】此为固涩方，急则治其标。捣筛入散佳，如桃花汤法。

甘草干姜茯苓白术汤方
甘草二两　干姜四两　茯苓四两　白术二两
上四味，以水五升，煮取三升，分温三服。

【方解】此即理中汤加减而成，一名肾着汤。方中干姜温脾止利，苓、术利小便以实大便。

足太阴脾病方证勾要

（1）足太阴表证：发热、腹痛下利（桂枝加黄芩汤）。

（2）足太阴表证：发热、腹中痛、欲呕吐（黄连汤）。

（3）足太阴经热证：腹痛下利、呕吐、心下痞（半夏泻心汤）。

（4）足太阴脏虚证（轻证）：腹满（厚姜半甘参汤）。

（5）足太阴脏虚证（轻证）：不欲饮食（人参汤）。

（6）足太阴脏虚证（重证）：下利清谷（理中丸）。

第八节　辨伤寒传足阳明胃病脉症并治

胃为六腑之一，与脾相表里，胃主受纳。胃不受纳则脘闷、嗳气。胃热旁流，脾约则小便数，大便反坚。胃者以通为用，胃气不降则发为呕；若邪热客之，则心下痞满；胃中恒有水气，与热互结则发为结胸，心下满而痛。胃寒则哕，虚则纳差，甚者朝食暮吐、暮食朝吐，名曰胃反。

其在伤寒，若发热而渴者，表未解也；表热传入足阳明经则发为足阳明经热证，症见身灼热、汗出而烦渴；若不及时治之，足阳明经热循经入里，发为结胸，轻者但痞耳。

伤寒，表未解，若其人小便自利而渴者，转属阳明也，桂枝加知母汤主之。

【注释】伤寒表证，口自和，若渴者，或属太阳，或属阳明，属太阳者当小便不利，若小便自利而渴者，则转属阳明。

桂枝加知母汤方

桂枝三两　芍药三两　甘草二两（炙）　生姜三两（切）　大枣十二枚（擘，去核）　知母三两

上六味，以水七升，煮取三升，温服一升，服已，如桂枝法将息。

【方解】桂枝汤解表，知母止渴。若身灼热者，宜再加石膏。

伤寒表未解，汗出濈濈然者，转属阳明也。

【注释】此论足阳明表证。阳明病，身灼热，迫汗外出，故"汗出濈濈然"，非表热证之营阴外泄者可比。治宜桂枝加石膏知母汤主之，亦可用白虎加桂枝汤主之。《金匮》载有白虎加桂枝汤，于白虎汤中加桂枝三两而成。

问曰：阳明外证云何？师曰：身热，汗自出，不恶寒反恶热也，白虎汤主之。

【注释】此论足阳明经热证。表热已尽入阳明经，故不恶风寒反恶热。

白虎汤方

知母六两　　石膏一斤（碎）　　甘草二两（炙）　　粳米六合

上四味，以水一斗，煮米熟汤成，去滓，温服一升，日三服。

【方解】白虎汤中当有芍药。

伤寒，若吐若下后，七八日不解，表里俱热，时时恶风，大渴，舌上干燥而烦，欲饮水数升者，白虎汤主之。

【注释】此亦论足阳明经热证。《素问·热论》云"阳明主肉，其脉挟鼻络于目，故身热目疼而鼻干"，其治宜白虎汤。

伤寒，脉浮，发热无汗，其表未解，不可与白虎汤。身大热，口燥渴，心烦，背微恶寒者，白虎汤主之。

【注释】足阳明表证因表未解，治可先解表后治里，亦可表里同解，方用桂枝白虎各半汤或白虎加桂枝汤。若无表证，则与白虎汤即可。

伤寒表未解，医反下之，热入心下，因作痞也，按之濡，其脉关上浮；若心下硬，按之痛者，名结胸。

【注释】此论足阳明腑证。表热入于足阳明腑——胃，若邪热与心下水气互结，则发为心下硬痛，名为结胸；若热无所结，则发为心下痞耳。

结胸与痞，皆为足阳明腑证，痞者未成实，结胸者，已成实。

伤寒，大下后，心下痞，恶寒者，表未解也，不可攻痞，当先解表，表解乃可攻痞。解表，宜桂枝汤；攻痞，宜泻心汤。

【注释】伤寒本宜发汗，误用下法，伤及胃气，表热内陷入胃，发为痞证。若表未解，宜先解表；若表自解，则攻痞即可。

痞为胀之轻者，故治痞不用枳实、厚朴，而用泻心汤渍法，取其气即可。

泻心汤方

黄连一两

以麻沸汤二升，渍之须臾，绞去滓，分温再服。

【方解】通行本《伤寒论》中泻心汤中由大黄、黄连、黄芩三药组成，恐有错讹。此证只是热壅胃中，未及于脾及大肠，所以未见腹痛、下利等症，因此不需用黄芩除肠热止利、亦不需大黄攻下通便。热在胃中，但取黄连一味足矣。

黄连太过苦寒，容易冰伏郁热，加重痞证，故张仲景用黄连，或用浸渍法，或必伍姜，不单独用黄连入汤煎煮。若欲用单味黄连入汤煎煮者，宜去滓再煎为佳，反不如单用黄连浸渍法方便。

心下痞，按之濡，不呕不下利，其脉关上浮者，泻心汤主之。

【注释】心下痞，热在胃中，若呕者，胃气不利，宜加半夏、生姜宣胃止呕；若下利者，为胃热下流于肠，宜加黄芩泻热止利。

心下痞，而复汗之，恶寒汗出者，附子泻心汤主之。

【注释】心下痞，热在胃中，不应恶寒；未言下利，可知其人非素有阳虚者，或因复用汗法伤阳，以致恶寒汗出。

附子泻心汤方

黄连一两　附子一枚（炮，去皮，破，别煮取汁）

上二味，以麻沸汤二升渍黄连须臾，绞去滓，纳附子汁一升，分温三服。

【方解】药症对应：心下痞——黄连，恶寒汗出——附子。

寸脉浮，关脉沉，心下痞，按之痛者，名曰结胸。

【注释】心下痞，按之痛者，热结在里，故拒按，名曰结胸。

伤寒，医反下之，胃中空虚，阳气内陷，心下因硬，则为结胸；客气动膈，膈内拒痛，按之石硬，脉沉而紧者，大陷胸汤主之。若不结胸，但头汗出，余处无汗，齐颈而还，小便不利，身必发黄。

【注释】伤寒误下伤胃，邪热内陷，与心下水气互结，即成结胸。小结胸者，痛在心下；大结胸者，从心下引少腹痛，按之石硬，不可近。

大陷胸汤方

大黄六两　芒硝一升　甘遂末一钱匕

上三味，以水六升，先煮大黄取二升，去滓，纳芒硝，煮一两沸；纳甘遂末，温服一升。得快利，止后服。

【方解】腑者以通为顺，故用大黄合芒硝以泻下通腑，甘遂破结逐水。甘遂常用散剂，入汤则力缓。

伤寒十余日，热结在里，复往来寒热者，与大柴胡汤；但结胸，无大热者，此为水结在胸胁也，但头微汗出者，大陷胸汤主之。

【注释】结胸者，表热内陷，故身无大热。

伤寒，重发汗而复下之，不大便五六日，舌上燥而渴，日晡所小有潮热。从心下至少腹硬满而痛，不可近者，大陷胸汤主之。

【注释】结胸者，虽身无大热，以其腑实，故"日晡所小有潮热"。要之，结胸以心下痛为主症，从心下至少腹硬满而痛者属大结胸，但心下痛者属小结胸。

小结胸病，正在心下，按之则痛，脉浮滑者，小陷胸汤主之。

【注释】大结胸者，心下痛及少腹，按之石硬，痛不可近；小结胸者，痛在心下，按之则痛。

小陷胸汤方

黄连一两　枳实三两（炙）　白术三两

上三味，以水六升，煮取三升，去滓，分温三服。

【方解】通行本《伤寒论》小陷胸汤用黄连、半夏、栝蒌实三药，恐有错讹，今为之辨。结胸病，病位在心下而不在胸表，何需栝蒌实？栝蒌实恐为枳实之误。枳实与栝蒌实二者都能行气散结，然枳实味苦，栝蒌实味辛，辛则走表，所以《金匮》用栝蒌实治胸痹；苦则走里，所以《伤寒论》用枳实治便难。栝蒌实并不能治在里之结，观枳实薤白桂枝汤可知，如果栝蒌实能散在里之结，那么胸痹伴见"心中痞"者又何必用枳实薤白桂枝汤，何不直接用栝蒌薤白白酒汤就好？结胸病病位在里而不在表，故当用枳实，栝蒌实当为枳实之误。

结胸证，不呕不咳，何需半夏？且半夏主胸肺气结，其主脾胃气结之力弱于枳实，既用枳实，不需再用半夏。考结胸证，乃水热互结，清热已有黄连，散结有枳实，再加白术除水，更加合拍。

综上所述，小陷胸汤当为枳术汤加黄连而成，用黄连除心下痞，加白术除水气，加枳实散结。

本桂枝证，医反下之，仍头项强痛，翕翕发热，心下满微痛，小便不利者，桂枝去甘草加茯苓白术汤主之。

【注释】此证主症为心下满微痛，故亦属小结胸，属水重热轻者。表证未解，本宜发汗，反用下法，误下则伤胃，胃气不利则水气为病，发为心下满微痛、小便不利；"仍头项强痛，翕翕发热，无汗"者，表未解也，仍需桂枝解表。

桂枝去甘草加茯苓白术汤方

桂枝三两　芍药三两　生姜三两（切）　大枣十二枚（擘，去核）　茯苓三两　白术三两

上六味，以水六升，煮取三升，去滓，温服一升。小便利则愈。

【方解】凡小便不利、中满、血瘀者，皆不用甘草。

伤寒，若吐若下后，心下逆满，气上冲胸，起则头眩，脉沉紧，茯苓桂枝白术甘草汤主之。发汗则动经，身为振振摇者，真武汤主之。

【注释】此证无心下痛，故非结胸，属水痞。本证属伤寒误治，伤及胃气，水停胃中，故心下逆满；心属火，心阳不足，则水寒之气最易上犯，症见气上冲胸；水湿困脾，脾不升清，故起则头眩；脉沉亦主水。水停心下，治当温阳化饮，方用苓桂术甘汤。若再误用汗法，更伤阳气，阳虚不能温煦，则身瞤动而振振摇。

茯苓桂枝白术甘草汤方

茯苓四两　白术三两　桂枝三两　甘草二两（炙）

上四味，以水六升，煮取三升，去滓，分温三服。

【方解】本证未言及小便不利，故不去甘草。若小便不利而头眩者，去甘草加泽泻。

心下坚，大如盘，边如旋盘，水饮所作，枳术汤主之。

【注释】此证无心下痛，亦非结胸。结胸为热与水气结于心下，本证但有水饮，无热与结，故非结胸。

枳术汤方

枳实七枚（炙）　白术二两

上二味，以水五升，煮取三升，分温三服。

【方解】枳实散结，白术燥湿。

脉浮而紧，而反下之，紧反入里，则作痞。按之自濡，但气痞耳，泻心汤主之。若其人漐漐汗出，发作有时，头痛，心下痞硬满，引胁下痛，干呕短气，汗出不恶寒者，此表解里未和也，十枣汤主之。

【注释】此证虽心下痞硬满，然痛在胁下，而非心下，故亦非结胸。

十枣汤方

芫花（熬）　甘遂　大戟

上三味，各等分，各别捣为散，以水一升半，先煮大枣肥者十枚，取八合，去滓，纳药末。强人服一钱匕，羸人服半钱。温服之，平旦服。若下后病不除者，明日更服加半钱，得快下利后，糜粥自养。

【方解】今之医者，论及十枣汤，皆谓之"芫花逐胸中之水，大戟逐腹中之水，甘遂逐经遂之水"，若如此，结胸病者心下痛，为何用甘遂不用芫花、大戟？妇人腹如墩者治用大黄甘遂汤，为何不用大戟？

晋朝《小品方》中有十水丸："十水丸，治水肿方……肿从胸起，名为黄水，其根在脾，甘遂主之；肿从面起，名为青水，其根在肝，大戟主之；

肿从腹起，名为气水，乍实乍虚，其根在肠，芫花主之……肿从胸中起，名为赤水，其根在心，葶苈主之……"又于同篇中载有十水散："十水散，治水肿方。先从脚肿，名曰清水，其根在心，葶苈子主之……先从口唇肿，名曰黄水，其根在胃，大戟主之；先从胁肿，名曰饮水，其根在肝，芫花主之；先从腰肿，名曰肝水，其根在膈，甘遂主之……"同为治水的两个方子，同样都用到芫花、甘遂、大戟、葶苈子等，却又各有不同主治，可知，张仲景之后，已不能明确诸药药理矣。

趺阳脉浮而涩，朝食暮吐，暮食朝吐，宿谷不化，名曰胃反，大半夏汤主之。

【注释】反者，返也。胃主受纳，以通降为用，若朝食暮吐、暮食朝吐者，不纳而返，名曰胃反。胃反者，属胃虚重证，重于代赭泻心汤证之"噫气不除"。

大半夏汤方
半夏二升（洗）　　生姜八两（切）　　人参三两　　白蜜一升
上四味，以水一斗二升，和蜜扬之二百四十遍，煮取二升半，温服一升，余分再服。

【方解】通行本《金匮要略》大半夏汤只用半夏、人参、白蜜，无生姜，恐有脱简。止呕恒半夏、生姜合用，大半夏汤亦当有生姜。大半夏汤即小半夏汤加人参、白蜜而成，不用饴糖者，恐其太甜，"呕家不喜甘"也。

伤寒呕多，虽有阳明证，不可攻之，攻其热必哕，所以然者，胃中虚冷故也。

【注释】此证论哕，即呃逆，属足阳明虚证。

诸呕吐，谷不得下者，小半夏汤主之。

【注释】呕吐者，属胃气上逆，或因于热，或因于寒，或因于虚，或因于实，或因于肝，或因于胆，不论虚实寒热，皆宜本方。

小半夏汤方

半夏一升　生姜半斤（切）

上二味，以水三升，煮取一升半，去滓，分温再服。

【方解】半夏与生姜皆味辛能发散，所不同者，半夏色白入肺，主宣发上焦胸气；生姜色黄入胃，主宣发中焦胃气，故生姜为止呕第一药，半夏合生姜则宣发上二焦气机。

生姜为止呕第一药，半夏为止咳第一药。半夏合五味子为治咳必用之组合，不论寒热虚实之咳，皆可用之。

干呕，吐逆，吐涎沫，名曰哕，半夏干姜散主之。

【注释】伤寒呕多，不可攻之，"攻其热必哕，所以然者，胃中虚冷故也"。伤寒，呕者，宜小半夏汤，若攻之，则胃中虚冷，发为哕，治宜半夏干姜散温胃止哕。

半夏干姜散方

半夏　干姜各等分

上二味，杵为散，取方寸匕，浆水一升半，煎取七合，顿服之。

【方解】此方为小半夏汤化裁而成，可加橘皮、竹茹止哕。本方加人参即成干姜人参半夏丸，主治吐下不止。

病人胸中似喘不喘，似呕不呕，似哕不哕，彻心中愦愦然无奈者，生姜半夏汤主之。

【注释】"似喘不喘，似呕不呕，似哕不哕"，属上二焦气机不利。治之之法，不外乎半夏合生姜，若胃寒者，易生姜为干姜可也。

生姜半夏汤方

半夏半升　生姜汁一升

上二味，以水三升，煮半夏，取二升，纳生姜汁，煮取一升半，小冷，分四服，日三夜一服。止，停后服。

【方解】此亦小半夏汤化裁而成。

食已即吐者，大黄甘草汤主之。

【注释】诸呕吐，谷不得下者，小半夏汤主之，此病在上二焦；谷得以下，食后吐者，此病在下焦，或因宿食，或因便结，故用大黄甘草汤通下焦。

大黄甘草汤方
大黄四两　甘草二两（炙）
上二味，以水三升，煮取一升，分温再服。

【方解】大黄攻下，若心下痞者加枳实，腹满者加厚朴，腹痛者加芍药，谵语者加芒硝。

问曰：人病有宿食，何以别之？师曰：寸口脉浮而大，按之反涩，尺中亦微而涩，故知有宿食。

【注释】宿食内阻，其脉当涩；宿食化热，脉滑而数。

脉数而滑者实也，此有宿食，下之愈，宜大承气汤。

【注释】宿食在下，先与大黄甘草汤，不瘥，与小承气汤，复不瘥，与大承气汤。

下利不饮食者，有宿食也，当下之，宜大承气汤。

【注释】宿食在上脘，谷不得入口；宿食在中，干噫食臭；宿食在下，腹满痛，或下利纯水者，属热结旁流。

宿食在上脘，当吐之，宜瓜蒂散。

【注释】宿食，在上者宜吐，在下者宜攻下，因势利导也。

瓜蒂散方
瓜蒂一分（熬黄）　赤小豆一分
上二味，各别捣筛，为散，合治之，取一钱匕。以豉一合，用热汤七合，煮作稀糜，去滓，取汁和散，温顿服之。不吐者，少少加，得快吐乃止。诸亡血虚家，不可与瓜蒂散。

【方解】此方必用极苦之瓜蒂、极酸之赤豆，合以极咸之豉，涌而吐之。

足阳明胃病方证勾要

（1）足阳明表证：发热、欲呕吐（黄连汤）。

↓

（2）足阳明经热证：身灼热、口烦渴、恶热（白虎汤）。

↓

（3）足阳明腑热证：心下痞（泻心汤）。

↓

（4）足阳明腑实证：心下痛（小陷胸汤），心下至少腹痛不可近（大陷胸汤）。

↓

（5）足阳明虚证（水停）：心下逆满、起则头眩（苓桂术甘汤）。

↓

（6）足阳明虚证（重证）：朝食暮吐（大半夏汤）。

第九节　辨伤寒传手太阴肺病脉症并治

　　肺为五脏之一，五行属金，主气司呼吸，其华在毛，其窍为鼻，在体为皮，其味辛，其色白。肺藏魄，《素问·灵兰秘典论》云"肺者，相傅之官，治节出焉"。肺司呼吸，肺失宣发则咳，肺失肃降则喘；肺气虚，则鼻息不利，少气；实，则喘喝，胸盈仰息。脏者，主藏精气而不泻，邪热扰肺，发为肺痈，咳唾脓血；因咳而虚，少气，善嚏，多涎唾，名为肺痿。

　　其在伤寒，发热而咳者，表未解；若表热传入手太阴经，则或咳或喘；若不及时治之，热壅在里，发为肺痈，症见咳而胸痛、唾脓血；久则转虚，发为肺痿（手太阴脏虚证），症见咳唾涎沫。

　　伤寒，表未解，干呕发热而咳者，小青龙汤主之。

　　【注释】此为手太阴表证兼咳。肺主皮毛，表闭则肺气不利，肺气不升，发而为咳。

小青龙汤方

　　麻黄三两　桂枝二两　甘草二两（炙）　生姜三两（切）　大枣十二枚（擘，去核）　五味子半升　半夏半升（洗，去滑）

　　上七味，以水一斗，先煮麻黄，减二升，去上沫；纳诸药，取三升，去滓，温服一升。

　　【方解】药症对应：恶寒——麻黄，发热——桂枝，咳——半夏、五味子，干呕——生姜。

　　加减法：初得伤寒，未发热者，可去桂枝；渴而咽痒者，加栝楼根；若烦渴者，加石膏（名为小青龙加石膏汤）；喘者去五味子加杏仁；咳而不得卧者，去五味子加葶苈子。

　　表解后，心中烦热，自汗出，渴欲饮水，时呷嗽不已，久不解者，竹叶石膏汤主之。

　　【注释】此为手太阴肺热证，表热传入于肺，发为咳。

竹叶石膏汤方

竹叶三两　石膏一斤（打）　半夏半升（洗，去滑）　麦门冬一升（去心）　人参三两　甘草二两（炙）　生姜三两（切）　大枣十二枚（擘，去核）

上八味，以水一斗二升，煮取六升，去滓，温服二升，日三服。

【方解】此方由小青龙汤化裁而成，因无表证，故去麻、桂，仍用夏、姜、枣、草；新增心烦，故加竹叶除烦；肺中有热，故加石膏清肺热；渴者阴虚，故加人参、麦冬。

咳而上气，名曰肺胀。

伤寒，胸满喘鸣，一身面目浮肿，鼻塞清涕出，不闻香臭酸辛，半夏麻黄丸主之；若烦渴者，越婢加半夏汤主之。

【注释】此为手太阴表证兼肺胀。肺主皮毛，表闭则肺气不利，肺气宣发肃降失常，发为肺胀，肺胀介于咳、喘之间。肺胀，本宜葶苈大枣泻肺汤，若表未解者不可下，不可用葶苈子，无表证者葶苈大枣泻肺汤主之！

伤寒表未解，故"一身面目浮肿，鼻塞清涕出，不闻香臭酸辛"，状如风水；肺气不利，故胸满喘鸣。治宜解表宣肺，方用半夏麻黄丸。若其人素有内热者，宜越婢加半夏汤主之。

半夏麻黄丸方

半夏　麻黄各等分

上二味，末之，炼蜜和丸小豆大，饮服三丸，日三服。

【方解】麻黄解表，半夏宣肺。因有上气，故虽用半夏止咳而不配伍五味子。若发热者可加桂枝，喘者可加杏仁，咽喉不利者加射干，喉中水鸡声者加紫菀、冬花，多涕者可加细辛，身肿者可加防己。

越婢加半夏汤方

麻黄六两　石膏半斤　甘草二两（炙）　生姜三两（切）　大枣十二枚（擘，去核）　半夏半升（洗，去滑）

上六味，以水六升，先煮麻黄，去上沫，纳诸药，煮取三升，分温三服。

【方解】此为半夏麻黄丸加石膏、姜、枣、草而成。

咳而上气，喉中水鸡声者，射干麻黄汤主之。

【注释】此为肺胀伴有寒痰，故咽喉不利，喉中水鸡鸣声。

射干麻黄汤方

射干三两　麻黄四两　紫菀三两　款冬花三两　五味子半升
生姜三两（切）　大枣十二枚（擘，去核）　半夏半升（洗，去滑）

上八味，以水一斗二升，先煮麻黄两沸，去上沫，纳诸药，煮取三升，分温三服。

【方解】此为小青龙汤去桂枝加射干、紫菀、冬花而成，射干利咽，紫菀合冬花化痰止咳。因有痰，故去甘草。

咳逆倚息不得卧者，葶苈大枣泻肺汤主之。

【注释】此为肺胀重症，若不及时治之，则发为喘，甚者肺痈。

葶苈大枣泻肺汤方

葶苈子（熬令黄色，捣丸如弹子大）　大枣十二枚（擘，去核）

上二味，先以水三升，煮枣，取二升，去枣，纳葶苈，煮取一升，顿服。

【方解】半夏宣肺止咳（升），杏仁肃肺止喘（降），此二者，其治在气分，不能治血分，故不用于肺痈。肺痈病在血分，治宜葶苈泻肺（破肺）。

伤寒，身疼腰痛，骨节疼痛，恶寒无汗而喘，身无热者，麻黄杏仁甘草汤主之；若烦渴者，可与麻黄杏仁甘草石膏汤。

【注释】此为手太阴表证兼喘。肺主皮毛，表闭则肺气不利，肺气不降，发而为喘。若其人素有内热而烦渴者，宜加石膏。

伤寒，头痛发热，身疼腰痛，骨节疼痛，恶风无汗而喘者，麻黄汤（麻黄、桂枝、杏仁、甘草）主之；若身无热者，宜麻黄汤去桂枝，即麻黄杏仁甘草汤。

麻黄杏仁甘草汤方

麻黄四两　杏仁五十个（去皮尖）　甘草二两（炙）

上三味，以水七升，先煮麻黄，减二升，去上沫；纳诸药，煮取二升，去滓，温服一升。

【方解】药症对应：恶寒——麻黄，喘——杏仁，无汗——不用芍药，身无热——不用桂枝。

加减法：若发热者，加桂枝；若腹满者，加厚朴；若发热而汗出者，去麻黄加桂枝、芍药，即桂枝加厚朴杏子汤。

喘者为肺气不降，治宜苦泄降逆之品，非辛散之品所宜。麻黄味辛，治喘未必用之；杏仁味苦，止喘优于麻黄。

麻黄杏仁甘草石膏汤方

麻黄四两　杏仁五十个（去皮尖）　甘草二两（炙）　石膏半斤（碎，绵裹）

上四味，以水七升，先煮麻黄，减二升，去上沫；纳诸药，煮取二升，去滓，温服一升。

【方解】此即麻黄杏仁甘草汤加石膏而成。若腹满者，加厚朴。

问曰：寸口脉数，其人咳，口中反有浊唾涎沫者何？师曰：为肺痿之病。若口中辟辟燥，咳即胸中隐隐痛，脉反滑数，此为肺痈。咳唾脓血，脉数虚者为肺痿，数实者为肺痈。

【注释】此论手太阴脏证。手太阴脏证有虚实两端，实者为肺痈，虚者为肺痿。肺痈者，咳而胸痛，口渴，但欲漱口不欲咽；肺痿者，咳唾浊沫，渴欲饮水。

问曰：病咳逆，脉之，何以知此为肺痈？师曰：诸浮数脉，应当发热，而反洒淅恶寒，若有痛处，当发其痈。浮则为风，数则为热，风中于卫，呼气不入；热过于荣，吸而不出。风伤皮毛，热伤血脉。风舍于肺，其人则咳，口干喘满，咽燥不渴，时唾浊沫，时时振寒。热之所过，血为之凝，蓄结痈脓，吐如米粥。

【注释】此论肺痈病机，热入于肺，与血互结，发为痈脓。

问曰：热在上焦者，因咳为肺痿。肺痿之病，何从得之？师曰：或从汗出，或从呕吐，或从消渴，小便利数，或从便难，又被快药下利，重亡津液，故得之。

【注释】此论肺痿病机，肺本娇脏，久咳伤津，肺为之痿。

肺痈，喘不得卧者，葶苈大枣泻肺汤主之。

【注释】肺痈，未化脓者，宜泻肺破痈，方用葶苈大枣泻肺汤。

葶苈大枣泻肺汤方
葶苈子（熬令黄色，捣丸如弹子大）　大枣十二枚（擘，去核）
上二味，先以水三升，煮枣，取二升，去枣，纳葶苈，煮取一升，顿服。

【方解】临证心得，葶苈吞服，效佳。

咳而胸满，振寒脉数，咽干不渴，时出浊唾腥臭，久久吐脓如米粥者，为肺痈，桔梗汤主之。

【注释】此为肺痈已化脓者，不宜再泻肺破痈，宜用桔梗汤排脓。

桔梗汤方
桔梗一两　甘草二两
上二味，以水三升，煮取一升，去滓，分温再服。

【方解】肺与大肠相表里，脓在肺者，用桔梗排脓；脓在肠者，用败酱草排脓。又，脓在小肠者宜加赤小豆（色红入小肠），脓在大肠者宜加薏苡仁（色白入大肠）。

肺痿，咳吐涎沫，口燥渴者，麦门冬汤主之。

【注释】此论肺痿证治。肺痿属虚，有阴虚与阳虚之别，渴者为阴虚，不渴者为阳虚。

麦门冬汤方

麦门冬二升　半夏一升　人参三两　甘草二两（炙）　生姜三两（切）　大枣十二枚（擘，去核）

上六味，以水一斗二升，煮取四升，温服一升，日三夜一服。

【方解】此即人参汤加半夏止咳、麦冬补肺。

肺痿，吐涎沫而不咳者，其人不渴，此为肺中冷，必眩涕，多涎唾，细辛汤主之。

【注释】此论肺痿阳虚证。

细辛汤方

细辛三两　人参三两　甘草二两（炙）　生姜三两（切）　大枣十二枚（擘，去核）

上五味，以水六升，煮取三升，去滓，分温三服。

【方解】此即人参汤加细辛而成，细辛温肺。若咳者，加半夏。一云用细辛合理中丸，可从。

手太阴肺病方证勾要

（1）手太阴经表证：发热、咳（小青龙汤）。

↓

（2）手太阴经热证：咳、渴（竹叶石膏汤），喘、烦渴（麻杏石甘汤）。

↓

（3）手太阴脏热证（肺痈）：咳而胸痛、唾脓血（葶苈大枣泻肺汤）。

↓

（4）手太阴脏虚证（肺痿）：咳唾涎沫（麦门冬汤）。

第十节　辨伤寒传手阳明大肠病脉症并治

大肠为六腑之一，与肺相表里，《素问·灵兰秘典论》云"大肠者，传道之官，变化出焉"。大肠有寒，多鹜溏；有热，便肠垢。腑者，主传化糟粕，若邪热客于大肠，则反藏而不泻，发为腑实证，大便干结、腹满而痛，或为肠痈。腑气不利，肺气不降，则腹满而喘。

其在伤寒，发热腹满者，表未解也；表热传入手阳明经，则发为手阳明经热证，症见腹满时痛；若不及时治之，经热循经入于手阳明腑，则发为手阳明腑实证，症见腹满痛，或伴谵语。

伤寒，发热腹满十日，脉浮而数，饮食如故，厚朴七物汤主之。

【注释】此论手阳明表证。发热者，表未解；腹满者，大肠腑气不通；饮食如故，则胃自和。故病在手阳明大肠，兼有表证未解。

厚朴七物汤方

厚朴半斤　枳实五枚　大黄三两（酒洗）　桂枝三两　芍药三两　生姜三两（切）　大枣十二枚（擘，去核）

上七味，以水一斗，煮取三升，分温三服。一法，取桂枝汤、小承气汤各五合，合为一升，顿服。

【方解】此为桂枝汤合小承气汤去甘草而成，甘草甘缓，不利攻下，故去之。

伤寒，医反下之，因尔腹满时痛者，桂枝加芍药汤主之；大实痛者，桂枝加大黄汤主之。

【注释】此论手阳明经热证。伤寒误下，伤及脾（大肠）气，表热内陷，入于大肠，尚未结实者，发为腹满时痛，治宜表里同解，方用桂枝加芍药汤。若大实痛者，热已结实，宜桂枝加大黄汤解表攻里。

桂枝加芍药汤证属手阳明经热证，其腹满痛者属热，非营虚（本证属误下而得，非误汗而成，其营未伤）。营虚腹痛者，当无腹满。

桂枝加芍药汤方

桂枝三两　芍药六两　甘草二两（炙）　生姜三两（切）　大枣十二枚（擘，去核）

上五味，以水七升，煮取三升，去滓，分温三服。

【方解】此为桂枝汤倍用芍药而成，桂枝汤解表，芍药泻络止痛。

桂枝加大黄汤方

桂枝三两　芍药六两　甘草二两（炙）　生姜三两（切）　大枣十二枚（擘，去核）　大黄二两

上六味，以水七升，煮取三升，去滓，温服一升，日三服。

【方解】此为桂枝加芍药汤复加大黄而成，以其热已结实，故加大黄攻下。若桂枝加芍药汤证属营虚者，岂堪再用大黄攻伐？此亦反证桂枝加芍药汤证非营虚证。

经方当有大黄芍药汤（大黄、芍药各三两），惜未之见。

跌阳脉浮而涩，浮则胃气强，涩则小便数。浮涩相抟，其脾为约，大便则硬，麻子仁丸主之。

【注释】此论手阳明腑证——脾约证。阳明之热，横流于脾，脾受热扰，不能为胃行其津液，故小便数、大便硬。此为阳明、太阴并病，治宜阳明、太阴同治，可先与大黄芍药汤；若服大黄芍药汤而不瘥者，属津亏肠燥，不可再攻下，宜用麻子仁丸润下。

麻子仁丸方

麻子仁二升　杏仁一升（去皮尖，熬，别作脂）　芍药半斤　大黄一斤　枳实半斤（炙）　厚朴一斤（炙，去皮）

上六味，蜜和丸，如梧桐子大，饮服十丸，日三服，渐加，以知为度。

【方解】此方内寓大黄芍药汤。

阳明病，其人多汗，以津液外出，胃中燥，大便必硬，硬则谵语，小承气汤主之。若一服谵语止者，更莫复服。

【注释】此亦论手阳明腑证——脾约证。麻子仁丸证者，但大便硬，本证更见谵语，宜急下之。

小承气汤方

大黄四两（酒洗）　厚朴二两（炙，去皮）　枳实三枚（大者，炙）

上三味，以水四升，煮取一升二合，去滓，分温二服。初服当更衣，不尔者尽饮之，若更衣者勿服之。

阳明病，谵语，发潮热，脉滑而疾者，小承气汤主之。因与承气汤一升，腹中转气者，更服一升。若不转气者，勿更与之；明日又不大便，脉反微涩者，里虚也，为难治，不可更与承气汤也。

阳明病，脉迟，虽汗出，不恶寒者，其身必重，短气，腹满而喘，杏仁承气汤主之；有潮热者，此外欲解，可攻里也。手足濈然汗出者，此大便已硬也，大承气汤主之。若汗多，微发热恶寒者，外未解也，其热不潮，未可与承气汤。若腹大满不通者，可与小承气汤微和胃气，勿令至大泄下。

【方解】此论手阳明腑实证。阳明外证亦可见手足濈然汗出，然无潮热，故潮热者，为阳明里实可攻之症。

大承气汤方

大黄四两（酒洗）　厚朴半斤（炙，去皮）　枳实五枚（炙）芒硝三合

上四味，以水一斗，先煮二物，取五升，去滓；纳大黄，更煮取二升，去滓。纳芒硝，更上微火一两沸，分温再服。得下，余勿服。

【方解】此为小承气汤加芒硝而成。

阳明病，潮热，大便微硬者，可与大承气汤，不硬者，不可与之。若不大便六七日，恐有燥屎，欲知之法，少与小承气汤，汤入腹中，转矢气者，此有燥屎也，乃可攻之；若不转矢气者，此但初头硬，后必溏，不可攻之，攻之必胀满不能食也。

阳明病，谵语，有潮热，反不能食者，胃中必有燥屎五六枚也，宜大承气汤下之。

病人不大便五六日，绕脐痛，烦躁，发作有时者，此有燥屎，故使不大便也。

腹满痛者，急下之，宜大承气汤。

腹满不减，减不足言，当须下之，宜大承气汤。

伤寒，发汗后，腹胀满者，厚朴汤主之。

【注释】此为手阳明虚证。伤寒本宜汗法，若用桂枝汤不加姜、枣者，则伤脾气，脾气未复则腹胀满。此为虚痞，无所结也。

厚朴汤方

厚朴半斤（炙，去皮）　人参三两　甘草二两（炙）　生姜三两（切）　大枣十二枚（擘，去核）

上五味，以水一斗，煮取三升，去滓，温服一升，日三服。

【方解】若时时欲呕者，加半夏佳。

病者腹满，按之不痛为虚，痛者为实，可下之。舌黄未下者，下之黄自去。

【注释】此论腹诊，满而拒按者属实，满而喜按者属虚。虚者可与厚朴汤，实者可与承气汤。

腹满时减，复如故，此为寒，当与温药。

【注释】此论腹诊。前述"腹满不减，减不足言，当须下之，宜大承气汤"，此为实；"腹满时减，复如故，此为寒"，此为虚，厚朴汤主之。

手阳明大肠病方证勾要

（1）手阳明表证：发热、腹满（厚朴七物汤）。

（2）手阳明经热证：发热、腹满时痛（桂枝加芍药汤）。

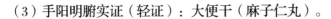

（3）手阳明腑实证（轻证）：大便干（麻子仁丸）。

（4）手阳明腑实证（重证）：腹满痛、日晡潮热（大承气汤）。

第十一节 辨伤寒传足少阴肾病脉症并治

肾为五脏之一，五行属水，肾藏精，主生殖，主骨，主水，其华在发，其窍为耳，在体为骨，其味咸，其色黑。肾藏志，《素问·灵兰秘典论》云"肾者，作强之官，伎巧出焉"。

肾藏精，精不足则无子。

肾主骨，骨弱则不立、齿落。

肾主一身之阴阳，卫出下焦，肾阳不足则恶寒、嗜卧，手足不温。

肾虚不能制水，则一身面目俱肿，颜黑，失溲。

肾气不足则不能固摄，精自下。

其在伤寒，发热而脉沉者，表未解也，表热传入足少阴则发为足少阴经热证，症见咽痛、下利、心烦；若不及时治之，久利不止，则正气虚脱，发为足少阴脏虚证，症见下利不止、四逆，甚者躁烦。

伤寒，始得之，脉当浮，反沉者，属少阴。

【注释】此为足少阴表证。表证者，脉当浮，今反沉，责其少阴本虚之故。

少阴病，得之一二日，口中和，其背恶寒者，当灸之，麻黄附子甘草汤主之。

【注释】此为足少阴表证。"口中和，背恶寒"，未言发热者，寒邪在表未化热，治宜温表散寒；少阴本阳虚，不宜轻用汗法，故宜加附子温阳为佳。

麻黄附子甘草汤方

麻黄二两　甘草二两（炙）　附子一枚（炮，去皮，破八片）

上三味，以水七升，先煮麻黄一两沸，去上沫；纳诸药，煮取三升，去滓，温服一升，日三服。

【方解】此即麻黄甘草汤加附子而成。

少阴病，得之二三日，身体痛，骨节痛，手足寒，脉沉者，宜麻黄附子甘草汤主之。

【注释】此为足少阴表证。身疼腰痛，表未解也；手足寒，里有虚也；故治用麻黄附子甘草汤。

少阴病，始得之，反发热，脉沉者，麻黄桂枝附子汤主之。

【注释】此为足少阴表证，寒邪在表化热，故加桂枝发汗退热。

麻黄桂枝附子汤方

麻黄二两　桂枝二两　附子一枚（炮，去皮，破八片）　甘草二两（炙）　生姜三两（切）　大枣十二枚（擘，去核）

上六味，以水一斗，先煮麻黄，减二升，去上沫，纳诸药，煮取三升，去滓，温服一升，日三服。

【方解】药症对应：恶寒——麻黄，发热——桂枝，脉沉（手足寒）——附子。

少阴病，二三日，咽痛者，甘草汤主之。

【注释】此为足少阴经热证，少阴脉系舌本，故少阴经热则咽痛，治当清少阴经热，方用甘草汤。

甘草汤方

甘草二两

上一味，以水三升，煮取一升半，去滓，温服七合，日二服。

【方解】方用生甘草。

咽中伤，生疮，不能语言，声不出者，升麻汤主之；唾脓血者，桔梗汤主之。

【注释】此亦足少阴经热证，热入少阴脉，血为之凝滞，生疮发为痈脓，故加升麻凉血解毒；若脓已成，则加桔梗排脓。

升麻汤方

升麻四两　甘草二两

上二味，以水三升，煮取二升，去滓，分温三服。

【方解】少阴经热咽痛，病位在上，清热不宜苦寒（苦泄下行），当用甘寒色黑之品为佳。升麻色黑入肾，专治少阴咽痛。

桔梗汤方
桔梗一两　　甘草二两
上二味，以水三升，煮取一升，去滓，分温再服。

【方解】少阴咽痛生疮宜用升麻，若化脓，宜加桔梗排脓。

少阴病，脉紧，至七八日，自下利，脉暴微，手足反温，脉紧反去者，为欲解也，虽烦，下利必自愈。

【注释】足少阴经热证，邪热循经入于足少阴脏，脏受其扰，遂协热而利，邪热随下利而去，故可自愈。

少阴病，下利六七日，咳而呕渴，心烦，不得眠者，猪苓汤主之。

【注释】足少阴经热证，自下利，若邪热循经入于足少阴脏（肾），则发为小便不利、咳而呕渴，甚者心烦不得眠，治宜清热止利、利水除烦。方用猪苓汤，合黄连阿胶汤佳。

少阴病，得之二三日以上，心中烦，不得卧，时下利纯血如鸡鸭肝者，黄连阿胶汤主之。

【注释】此亦足少阴经热证，邪热循少阴经入于少阴肾，肾受邪扰，不能藏精气，故发为下利（热利）。

黄连阿胶汤方
黄连四两　　黄芩二两　　阿胶三两　　芍药二两
上四味，以水六升，先煮三物，取二升，去滓，纳胶烊尽，温服七合，日三服。

伤寒，欲吐不吐，心烦，不欲寐，五六日自利而渴者，属少阴也，虚故引水自救。若小便色白者，少阴病形悉具，小便白者，以下焦虚有寒，不能制水，故令色白也。

【注释】伤寒二三日，"欲吐不吐，心烦，不欲寐"者，此为少阴经热证，若不及时治之，至五六日后，自利而渴者，热随利去，阳亦随利而去，其人转虚，故渴。小便色白者，可知已无里热。

少阴病，下利，脉微细，但欲寐者，急温之，宜四逆汤。

【注释】足少阴脏虚证，阳不胜阴，故欲寐。

四逆汤方
甘草二两（炙）　干姜一两半　附子一枚（生用，去皮，破八片）

上三味，以水三升，煮取一升二合，去滓，分温再服。强人可大附子一枚，干姜三两。

少阴病，腹痛，小便不利，四肢沉重疼痛，自下利者，此为有水气，其人或咳，或呕者，附子汤主之。

【注释】此为足少阴脏虚证。肾虚不能温煦，故腹痛下利；肾虚不能主水，故小便不利；水气泛于四肢，故四肢沉重疼痛。

附子汤方
干姜三两（切）　附子一枚（炮，去皮，破八片）　茯苓三两
白术三两

上四味，以水八升，煮取二升，去滓，温服七合，日三服。若咳者，加半夏、五味子各半升；若呕者，加生姜三两。

【方解】此为四逆汤去甘草加苓、术而成，因小便不利，故去甘草。药症对应：腹痛下利——附子、干姜，小便不利——茯苓、白术。

少阴病，下利不止者，白通汤主之。

【注释】足少阴脏虚证，下利不止者，属气陷，故加葱白升阳止泻。

白通汤方
葱白四茎　干姜一两　附子一枚（生，去皮，破八片）
上三味，以水三升，煮取一升，去滓，分温再服。

少阴病，下利，脉微者，与白通汤，利不止，厥逆无脉，干呕烦者，白通加猪胆汁汤主之。服汤，脉暴出者死，微续者生。

【注释】足少阴脏虚证，下利不止，当急用白通汤升阳止泻，若服汤后反见"干呕而烦"，乃阴寒太盛，热药为阴寒所拒，故宜加咸寒之品以佐之，方用白通加猪胆汁汤。若服汤后脉暴出者，乃虚阳外越，故曰"暴出者死"。

白通加猪胆汁汤方

葱白四茎　干姜一两　附子一枚（生，去皮，破八片）　人尿五合　猪胆汁一合

上五味，以水三升，先煮三味，取一升，去滓，纳胆汁、人尿，和令相得，分温再服。若无胆汁亦可。

少阴病，下利清谷，里寒外热，手足厥逆，脉微欲绝，身反不恶寒，其人面色赤者，通脉四逆汤主之。

【注释】此为足少阴脏虚重证。通脉四逆汤证则为虚阳浮越，故面色赤（戴阳）；阳虚甚，故手足厥逆，脉微欲绝；"里寒外热""身反不恶寒"者，此为真寒假热。《伤寒论》原文曰："病人身大热，反欲得近衣者，热在皮肤，寒在骨髓也；身大寒，反不欲近衣者，寒在皮肤，热在骨髓也。"虚阳浮越，治当急温其阳，方用通脉四逆汤。

通脉四逆汤方

甘草二两（炙）　附子大者一枚（生用，去皮，破八片）　干姜三两（强人可四两）

上三味，以水三升，煮取一升二合，去滓，分温再服，其脉即出者愈。

【方解】通脉四逆汤与四逆汤的组成相同，所不同者，四逆汤证阳虚不甚，故只用附子一枚、干姜一两半；而通脉四逆汤证则为虚阳浮越、阴阳离绝之证，故重用附子大者一枚、干姜三两。四逆汤是温阳之剂，而通脉四逆汤则为回阳救逆之剂。

少阴病，下利不止，便血者，桃花汤主之。

【注释】此为足少阴脏虚证。下利，利无可利，则便血。

桃花汤方

赤石脂一斤（一半全用，一半筛末）　干姜一两　阿胶二两

上三味，以水六升，先煮二物，取二升，去滓，纳胶烊尽，温服七合，纳赤石脂末方寸匕，日三服。若一服愈，余勿服。

少阴病，利止后，虚羸少气，腰痛失精者，肾气丸主之。

伤寒，发汗，汗出不解，其人仍发热，心下悸，头眩，身𣲷动，振振欲扑地者，真武汤主之。

【注释】此为误治导致足少阴脏虚证。伤寒，本宜麻、桂，若但用麻黄，未加桂枝，则汗出不彻，反伤其阳，发为足少阴脏虚证。表证未解，故仍发热；心阳已伤，故心下悸；水饮内生，故头眩欲扑（此证当有小便不利）；肾阳不足则身𣲷动。

真武汤方

桂枝三两　甘草二两（炙）　附子一枚（炮，去皮）　茯苓三两　白术三两

上五味，以水八升，煮取二升，去滓，温服七合，日三服。

【方解】药症对应：发热、心下悸——桂枝，头眩欲扑地——苓术，身𣲷动——附子。

加减法：头眩，加泽泻佳；若有下利，宜加干姜；若小便不利者，宜去甘草。

此方即苓桂术甘汤加附子而成。通行本《伤寒论》真武汤有芍药，恐为桂枝之讹，本证有心下悸，不宜芍药；更见发热，提示表未解，更需桂枝。

太阳病，发汗，遂漏不止，其人恶风，小便难，四肢微急，难以屈伸者，茯苓四逆汤主之。

【注释】此为误汗导致足少阴脏虚证。未言发热，是表已解；汗出腠理

开，故汗漏不止而恶风；少阴阳虚，不能温煦，故四肢微急、难以屈伸；肾不主水则小便难。

茯苓四逆汤方

茯苓四两　人参一两　附子一枚（生用，去皮，破八片）　甘草二两（炙）　干姜一两半

上五味，以水五升，煮取二升，去滓，温服七合，日三服。

【方解】药症对应：汗漏不止——附子温阳固表、人参补虚，恶风、四肢急——附子，小便难——茯苓。

伤寒，下之后，复发汗，昼日烦躁不得眠，夜而安静，不呕，不渴，无表证，脉沉微，身无大热者，干姜附子汤主之。

【注释】此为误治导致足少阴脏虚证。

干姜附子汤方

干姜一两　附子一枚（生用，去皮，切八片）

上二味，以水三升，煮取一升，去滓，顿服。

【方解】此为回阳救逆最强方。

少阴病，但厥无汗，而强发之，必动其血，未知从何道出，或从口鼻，或从目出者，是名下厥上竭，为难治。

伤寒六七日，大下后，寸脉沉而迟，手足厥逆，下部脉不至，咽喉不利，唾脓血，泄利不止者，为难治，升麻干姜汤主之。

升麻干姜汤方

升麻二两　干姜一两　阿胶一两

上三味，以水三升，先煮二味，取一升，去滓，纳胶烊尽，顿服。

【方解】药症对应：喉咽不利，唾脓血——升麻，泄利不止——干姜，出血（或从口鼻，或从目出）——阿胶。

足少阴肾病方证勾要

（1）足少阴表证：发热、四逆（麻黄桂枝附子汤）。

↓

（2）足少阴经热证（轻证）：咽痛（甘草汤）。

↓

（3）足少阴经热证：热利、心烦不得眠（黄连阿胶汤）。

↓

（4）足少阴脏虚证（轻证）：下利、四逆、但欲寐（四逆汤）。

↓

（5）足少阴脏虚证（重证）：下利、四逆、躁烦（干姜附子汤）。

↓

（6）足少阴脏虚证（形伤）：虚羸少气、腰痛失精（肾气丸）。

第十二节　辨伤寒传足太阳膀胱病脉症并治

膀胱为六腑之一，与肾相表里，《素问·灵兰秘典论》云"膀胱者，州都之官，津液藏焉，气化则能出矣"。膀胱病则气化不利，小便难。腑者，主传化糟粕，若邪热客于膀胱，则反藏而不泻，发为腑实证，小便不利而少腹满。

足太阳脉挟脊，故病则项背强痛。

其在伤寒，发热而头项强痛者，属足太阳表证；若表热传入足太阳经，则发为足太阳经热证，症见小便不利；经热循足太阳经传入足太阳腑，则发为足太阳腑实证，症见小便不利而心烦，甚者癃闭。

伤寒表未解，其人头项强痛者，转属太阳也。

【注释】此论足太阳表证。伤寒表证，恶寒发热而头痛是也，若更见头项强痛，则表热已传入足太阳经。足太阳脉行于项背，太阳经热炎上，耗伤太阳阴津，津伤则不能濡养，故头项强痛。

太阳病，项背强几几，无汗恶风者，葛根汤主之。

【注释】此论足太阳经热证。项背强几几，必因表邪已化热，邪热方可伤津。

葛根汤方

葛根四两　麻黄三两　桂枝二两　甘草二两（炙）　生姜三两（切）　大枣十二枚（擘）

上六味，以水一斗，先煮麻黄、葛根，减六升，去白沫；纳诸药，煮取三升，去滓，温服一升。覆取微似汗。余如桂枝法将息及禁忌。

【方解】药症对应：无汗恶风寒——麻黄，发热——桂枝，项背强几几——葛根。

加减法：呕者加半夏，咳者复加五味子，喘者加杏仁，下利者倍用葛根，量为八两。

太阳病，项背强几几，反汗出恶风者，桂枝加葛根汤主之。

【注释】此论足太阳经热证。项背强几几，表邪已尽化热，故汗出恶风。

桂枝加葛根汤方

桂枝三两　芍药三两　甘草二两（炙）　生姜三两（切）　大枣十二枚（擘，去核）　葛根四两

上六味，以水一斗，先煮葛根，减二升，纳诸药，煮取三升，去滓，温服一升，覆取微似汗，不须啜粥。余如桂枝法将息及禁忌。

【方解】此为桂枝汤加葛根而成，因表邪已尽化热，形成表热证，故用桂枝汤解表，葛根升津解强。

此方亦可视为葛根汤去麻黄加芍药而成，因表寒已解，故去麻黄；新增汗出，故加芍药。

太阳病，发热汗出，小便不利，口渴者，桂枝加茯苓白术汤主之。若不渴，表证仍在者，桂枝加茯苓汤主之；无表证，但小便不利者，茯苓甘草汤主之。

【注释】此论足太阳表里同病，其说详见"伤寒正病"章节，不再赘言。

桂枝加茯苓白术汤方

桂枝三两　芍药三两　生姜三两（切）　大枣十二枚（擘，去核）　茯苓三两　白术三两

上六味，以水七升，微火煮取三升，去滓，温服一升，如桂枝法将息。

【方解】此为桂枝汤去甘草加茯苓、白术而成。

桂枝加茯苓汤方

桂枝三两　芍药三两　生姜三两（切）　大枣十二枚（擘，去核）　茯苓三两

上五味，以水七升，微火煮取三升，去滓，温服一升，如桂枝法将息。

【方解】此为桂枝汤去甘草加茯苓而成。

茯苓甘草汤方

茯苓四两　甘草二两（炙）

上二味，以水六升，煮取三升，去滓，分温三服。

【方解】此为足太阳腑证轻证，水饮初停膀胱，故不去甘草。若有心下悸者加桂枝，脐下悸动者复加大枣，此即苓桂枣甘汤。

假令瘦人脐下有悸，吐涎沫而癫眩者，此水也，五苓散主之。

五苓散方

泽泻五两　猪苓三两　茯苓三两　白术三两　桂枝二两

上五味，捣为散，以白饮和服方寸匕，日三服。多饮暖水，汗出愈。如法将息。

【方解】药症对应：发热——桂枝，小便不利——茯苓，口渴——白术，水入则吐（吐涎沫）——猪苓，苦冒眩——泽泻。

太阳病，小便不利而渴者，五苓散主之。不渴者，茯苓甘草汤主之。

【注释】小便不利，水在下焦，故不渴，其症较轻；若渴者，水溢下焦，漫于中焦，脾受水困，不能升精以上承，故渴。

太阳病，发热，小便不利，渴欲饮水，水入则吐者，名曰水逆，有表里证，五苓散主之。身无热，心烦不得眠者，猪苓汤主之。

【注释】此论足太阳腑实证。表未解者，宜先解表，方用五苓散。无表证（发热）者，宜五苓散去桂枝（名四苓散）；更见心烦不得眠者，属饮停郁热，宜加滑石利水清热。

猪苓汤方

泽泻　猪苓　茯苓　滑石　阿胶各一两

上五味，以水四升，先煮四味，取二升，去滓，纳阿胶烊消，温服七合，日三服。

【**方解**】本证并无出血，不需阿胶，恐阿胶为白术之讹。

淋之为病，小便不利，如粟状，小腹弦急，痛引脐中，口舌干燥者，己椒苈黄丸主之。

【**注释**】饮停郁热，水热互结于膀胱，则发为淋病，有如上见症。

己椒苈黄丸方

防己　椒目　葶苈（熬）　大黄

上四味，各等分，末之，蜜丸如梧子大，先食饮服一丸，日三服，稍增，口中有津液。渴者加芒硝半两。

【**方解**】此方加滑石佳，滑石合芒硝名滑石硝石散，主治二便不通。

足太阳膀胱病方证勾要

（1）足太阳表证：发热、头项强痛（葛根汤）。

↓

（2）足太阳经热证：发热、汗出、头项强痛（桂枝加葛根汤）。

↓

（3）足太阳经腑同病：发热、小便不利、口渴（五苓散）。

↓

（4）足太阳腑实证：小便不利、心烦不欲寐（猪苓汤）。

第十三节　辨伤寒传手少阳三焦病脉症并治

三焦为六腑之一，属孤腑，《素问·灵兰秘典论》云"三焦者，决渎之官，水道出焉"。

三焦为水道，水道不利则水气内聚成饮。饮停于肺则咳，停于胃则呕，凌心则悸，干脾则泻，流于膀胱则小便不利。

《灵枢·本藏》云"肾合三焦膀胱，三焦膀胱者，腠理毫毛其应也"，《难经》云"三焦有名而无实"，或云三焦之腑为玄府（汗孔、腠理是也）。故水肿者，属三焦。

其在伤寒，发热而水肿者，表未解；表热传入手少阳经则发为手少阳经热证，症见身肿、汗出而烦渴；若不及时治之，经热循经传入手少阳腑，则发为手少阳腑实证。水气不利，泛滥周身，聚而成饮，其在胸者发为支饮，在胁肋者发为悬饮，在肠者发为痰饮，泛于皮肤者发为溢饮。

脉得诸沉，当责有水，身体肿重。

【注释】水者，水肿也。因于肿，脉自沉。

脉沉而伏，沉则脉络虚，伏则小便难，虚难相搏，水走皮肤，即为水矣。

【注释】三焦水道不利，膀胱气化失司，小便不利，水走皮肤，发为身肿。

伤寒，一身面目俱肿者，名曰风水，属手少阳。

【注释】此论手少阳表证。手少阳属三焦，三焦者，水道也。《经》曰"三焦膀胱者，腠理毫毛其应"，水道不利，水气为病，泛于皮表，故发为身肿。其表未解者，名曰风水；表解后仍身肿腹满者，名曰里水。

风水，其脉自浮，恶风，外证骨节疼痛。

【注释】此论手少阳表证。风水，表未解者，脉自浮，恶风寒，骨节疼痛，病如伤寒，唯增身肿。

脉浮而洪，浮则为风，洪则为气。风气相搏，风强则为隐疹，身体为痒，痒为泄风，久为痂癞；气强则为水，难以俯仰，名曰风水。

【注释】此亦论手少阳表证。寒邪客于三焦之表，则骨节疼痛；风邪客于三焦之表，则发为隐疹。

目窠上微臃，如蚕新卧起状，其颈脉动，时时咳，按其手足上，陷而不起者，属风水。

【注释】此亦论手少阳表证。此证但面目肿，身不肿，亦属风水。

黄汗之为病，身体肿，发热汗出而渴，状如风水，汗沾衣，色正黄如药汁，此以汗出入水中浴，水从汗孔入得之。久久其身必甲错，发热不止者，必生恶疮。

【注释】此亦论手少阳表热证，表邪已尽化热。

脉沉而迟，沉则为水，迟则为寒，寒水相搏，名曰里水。里水者，一身面目洪肿，其脉沉，小便不利，故令病水。

【注释】此论手少阳虚证。无表证而身肿，名曰里水。里水，是与风水相对而言，二者皆身肿，前者无表证，后者有表证。

师曰：诸病水者，腰以下肿，当利小便；腰以上肿，当发汗乃愈。

【注释】此论水气病治则。发汗宜麻、桂，利水宜苓、术，消肿宜防己。

风水，始得之，发其汗即已。其脉浮者，甘草麻黄汤主之。脉沉小者，属少阴，宜麻黄附子汤。

【注释】风水初起，病在表，汗不得出，故发为肿。治宜温表散寒，水气得出，其肿自消。风水，脉沉属少阴者，以肾虚不能主水故也，当有恶寒，宜加附子温肾。

甘草麻黄汤方
甘草二两（炙）　麻黄四两
上二味，以水七升，先煮麻黄，去上沫，纳甘草，煮取三升，温服一升，重覆汗出，不汗，再服，慎风寒。微恶寒者加炮附子一枚，口烦渴者加石膏半斤。

【方解】麻黄温表散寒，可温散在表之水气。然风水乃外邪引动内水，当加防己、白术为佳，用防己除身肿，白术祛水气。

麻黄附子汤方

甘草二两（炙）　　麻黄三两　　附子一枚（炮）

上三味，以水七升，先煮麻黄，去上沫，纳诸药，煮取二升半，温服八分，日三服。

【方解】此即甘草麻黄汤加附子而成，加防己、白术佳。

风水，脉浮而渴者，麻黄不中与也，宜越婢汤主之。

【注释】素有内热之人，患风水者，治宜汤中加石膏清里热。

越婢汤方

麻黄三两　　石膏半斤（打）　　甘草二两（炙）　　生姜三两（切）
大枣十二枚（擘，去核）

上五味，以水七升，先煮麻黄，去上沫，纳诸药，煮取三升，分温三服。

【方解】此即甘草麻黄汤加石膏而成，加防己、白术佳。

风水，其脉沉迟，发热，续自汗出，或色黄如药汁，口中和者，桂枝加防己汤主之；若烦渴者，白虎加防己汤主之，虚者即愈，实者三日复发，复与不愈，日晡潮热者，宜去石膏加大黄芒硝汤主之。久不愈者，必致痈脓。

【注释】黄汗者，风水之表热证，表邪已尽化热，故汗出；热但在表，未入于里，故口中和，不渴不呕，宜桂枝加木防己汤主之。若烦渴者，表热传里，未成实者白虎加防己汤主之，已成实者，宜去石膏加大黄芒硝汤主之。

风水一病，与伤寒似，皆属外感热病，其传变也，邪先在表化热，然后传经络、入脏腑。唯三焦为孤腑，有名而无实，故其腑实证者，与经热证约同，腠理毫毛其应也。

桂枝加防己汤方

桂枝三两　芍药三两　甘草二两（炙）　生姜三两（切）　大枣十二枚（擘，去核）　防己三两

上六味，以水八升，煮取三升，温服一升，须臾饮热稀粥一升余，以助药力，温覆取微汗。

【方解】表邪尽化热形成表热证，故用桂枝汤解表，加防己以利水消肿，更加白术佳。

白虎加防己汤方

知母六两　防己三两　石膏一斤（打）　粳米六合　甘草二两

上五味，以水一斗，煮米熟汤成，去滓，温服一升，日三服。

【方解】风水属表热证者，宜桂枝加防己汤主之；若转入阳明，宜白虎汤加防己治之，更加白术佳。

去石膏加大黄芒硝汤方

防己三两　甘草二两（炙）　大黄四两（酒洗）　芒硝三合

上四味，以水六升，先煮三物，取二升，去滓，纳芒硝，再微煎，分温再服，微利则愈。

【方解】此即调胃承气汤加防己而成。一云用己椒苈黄丸（防己、椒目、葶苈、大黄、芒硝）主之，可参。

风水，脉缓，身肿，汗出，恶风身无热者，防己黄芪汤主之。

【注释】风水，若身热而汗出者，为表热证，治宜桂枝汤加防己；汗大出者，治宜白虎汤加防己；若久病风水，其人转虚，汗出而身无热者，不可发汗、攻下，宜防己黄芪汤主之。

防己黄芪汤方

防己三两　黄芪三两　白术三两　甘草二两（炙）

上四味，以水六升，煮取三升，去滓，分温三服。

【方解】药症对应：身肿——防己、白术，汗出恶风——黄芪。

病里水，小便不利，其人腹满，若不喘者，防己茯苓汤主之。喘者，杏子汤主之。

【注释】水气在里，故名里水。里水者，身亦肿，复小便不利，故腹满。若不喘者，病未及上焦肺，但在下二焦，故用苓、术。若喘者，水气入肺，宜加杏仁肃降肺气。

防己茯苓汤方

防己三两　黄芪三两　白术三两　茯苓六两

上四味，以水六升，煮取三升，分温三服。

【方解】亦可用五苓散去桂枝加防己。心下悸者，仍用桂枝。

杏子汤

杏仁五十个（去皮尖）　防己三两　白术三两　茯苓六两

上四味，以水六升，煮取三升，温服一升，日三服。咳逆倚息不得卧者，加葶苈子一升。

师曰：病有痰饮，有悬饮，有溢饮，有支饮，有留饮。其人素盛今瘦，水走肠间，沥沥有声，谓之痰饮；饮后水流在胁下，咳唾引痛，谓之悬饮；咳逆倚息，短气不得卧，谓之支饮；饮水流行，归于四肢，当汗出而不汗出，身体疼重，谓之溢饮。

【注释】三焦即水道，水气不利，泛滥周身，停于肠间则化为痰饮，流于胁下则化为悬饮，滞于胸中则为支饮，归于皮肤则为溢饮。久不去者，名曰留饮。

病痰饮者，当以温药和之。

【注释】此论痰饮治则。饮属阴邪，故宜温药化之。

心下有痰饮，胸胁支满，目眩，苓桂术甘汤主之。

苓桂术甘汤方

茯苓四两　桂枝三两　白术三两　甘草二两（炙）

上四味，以水六升，煮取三升，去滓，分温三服。

病悬饮者，胁下痛引缺盆，咳嗽则转甚，十枣汤主之。

十枣汤方

芫花（熬）　甘遂　大戟

上三味，等分，各别捣为散；以水一升半，先煮大枣肥者十枚，取八合，去滓，纳药末。强人服一钱匕，羸人服半钱。温服之，平旦服。若下后病不除者，明日更服加半钱，得快下利后，糜粥自养。

病溢饮者，当发其汗，越婢加术汤主之。

越婢加术汤方

麻黄三两　石膏半斤（打）　甘草二两（炙）　生姜三两（切）大枣十二枚（擘，去核）　白术四两

上六味，以水六升，先煮麻黄，去上沫，纳诸药，煮取三升，分温三服。

心下坚，大如盘，边如旋盘，水饮所作，枳术汤主之。

枳术汤方

枳实七枚　白术二两

上二味，以水五升，煮取三升，分温三服。

心下有支饮，其人苦冒眩，泽泻汤主之。

泽泻汤方

泽泻五两　白术二两

上二味，以水二升，煮取一升，分温再服。

【方解】白术化心下支饮，泽泻泻颠顶之饮，故可治冒眩。若有小便不利者，宜加茯苓；若有气上冲胸、水入则吐者，宜加猪苓，此即五苓散之义。

支饮不得息，葶苈大枣泻肺汤主之。

葶苈大枣泻肺汤方

葶苈子（熬令黄色，捣丸如弹子大）　大枣十二枚（擘，去核）

上二味，先以水三升，煮枣，取二升，去枣，纳葶苈，煮取一升，顿服，不可余药。

膈间支饮，其人喘满，心下痞坚，面色黧黑，其脉沉紧，宜葶苈枳术汤主之；得之数十日，医吐下之不愈，病者脉伏，其人欲自利，利反快，虽利，心下续坚满，此为留饮也，葶苈甘遂汤主之；若心下痛者，大陷胸丸主之。

【注释】支饮而喘满者，宜葶苈大枣泻肺汤主之，若心下痞坚者，葶苈不及，宜加枳术汤。医者不识，反吐下之，其人遂下利，利则快然，然水饮未去，仍留而为患，心下续坚满，名曰留饮，治宜葶苈甘遂汤；若心下痛者，属结胸，宜大陷胸丸主之。

葶苈枳术汤方

葶苈子（熬令黄色，捣丸如弹子大）　大枣十二枚（擘，去核）枳实三枚　白术一两

上四味，先以水三升，煮枣，取二升，去枣，纳诸药，煮取一升，顿服。

【方解】此即葶苈大枣泻肺汤合枳术汤而成。

葶苈甘遂汤方

甘遂（大者）三两　葶苈子（熬令黄色，捣丸如弹子大）

上二味，以水二升，白蜜半升，煮取八合，顿服之。

【方解】甘遂难溶于水，常入散服，若欲煎汤，宜加白蜜。

大陷胸丸方

葶苈子半升（熬）　大黄半斤　芒硝半升　桃仁半升（去皮尖，熬）　甘遂末一钱匕

上五味，捣筛二味；纳桃仁、芒硝合研如脂，和散，取如弹丸一枚；别捣甘遂末一钱匕，白蜜二合，水二升，煮取一升，温，顿

服之。一宿乃下。如不下，更服，取下为效。

【**方解**】方中大黄合芒硝泻热，甘遂逐水，桃仁化瘀，葶苈泻肺，诸药合用，共奏泻热逐水之效。

手少阳三焦病方证勾要

（1）手少阳表寒证：恶寒、水肿（甘草麻黄汤）。

↓

（2）手少阳表热证：发热、汗出、水肿（桂枝汤加防己）。

↓

（3）手少阳经热证：水肿、身大热、口烦渴（白虎汤加防己）。

↓

（4）手少阳腑实证：水肿、日晡潮热（调胃承气汤加防己）。

↓

（5）手少阳表虚证：水肿、汗自出（防己黄芪汤）。

↓

（6）手少阳里虚证：水肿、腹满（防己茯苓汤）。

↓

（7）手少阳水停证：痰饮（苓桂术甘汤）、悬饮（十枣汤）、溢饮（越婢加术汤）、支饮（枳术汤）、留饮（甘遂汤）。

第六章　辨卒病脉症并治

六淫伤人，由表入里，若先客表化热而传经络入脏腑者，属外感热病，名曰伤寒。若邪气不客于表而径入于里者，多不发热（或不以发热为主症），故不属外感热病，名曰卒病。其中，中风以四肢重滞、甚者不用为主症，中寒以寒疝腹痛为主症，中暑以气阴两伤为主症，中湿以关节疼烦为主症，燥邪以干咳，甚者肺痿为主症，中火毒者，发为血证，以咽痛、唾脓血为主症。

一、中风

寸口脉浮而缓，浮则为风，缓则为痹，痹非中风，四肢苦烦。

【方解】本条论述中风与痹证之鉴别。风邪伤人，或发为中风，或发为风痹。风痹者脉当浮，四肢烦疼，痛无定处，此非中风。中风者，脉当沉微，半身不遂。治风痹者，可与桂枝汤加防风。

夫风之为病，当半身不遂，或但臂不遂者，此为痹，痹非中风。脉微而数，中风使然。

【注释】风性开泄，故中风者，风邪直中于里，不羁留在表而发热，故不属热病。风邪中经，营卫不行，卫气不行则肌肤不仁；营气不行则化热，热在经络，发于上则口㖞，发于肢体则四肢重滞，甚者不收。

中风以肌肉无力为主，病机为经络有热，因不痹阻，故不痛；痹证以疼痛为主，病机为经络痹阻，不通则痛。

中风，邪在于络，肌肤不仁；邪在于经，即重不胜。邪入于腑，即不识人；邪入于脏，舌即难言，口吐涎，宜针引阳气。

【注释】风性善行而数变，风邪中人，先中皮肤腠理，然后入络脉、经脉，而后入脏腑。风邪中络，卫气不行，故肌肤不仁；风邪中经，营气不荣，故肢体不用、不能胜重；风邪未中脏腑者，尚可以针灸、膏摩、汤药治之；

若中脏腑，人即昏厥，厥者阴阳气不相顺接也，宜针引阳气。

《论》曰："伤寒，脉浮缓，身不疼但重，乍有轻时，无少阴证者，大青龙汤发之。""太阳中暍，发热恶寒，身重而疼痛，其脉弦细芤迟……"伤寒亦可见身重，然多伴发热，热则脉缓也。"少阴病，二三日不已，至四五日，腹痛，小便不利，四肢沉重疼痛，自下利者，此为有水气，其人或咳，或小便利，或下利，或呕者，真武汤主之。"若水气泛于四肢，亦可四肢沉重，然多伴小便不利。中风之四肢沉重，无发热，亦无小便不利，乃风邪入于经络，郁而化热，热而脉缓故也；热不在表，故身无热。

虚劳汗出，卧不时动摇，风邪适中皮肤，外证身体不仁，脉阴阳俱微者，黄芪桂枝五物汤主之。

【注释】虚人本自腠理不密，劳作汗出腠理开，受风乃病中风。风邪适中皮肤腠理，未入经络者，但皮肤不仁，尚无肢体不用。

黄芪桂枝五物汤方

黄芪　芍药　桂枝各三两　生姜六两（切）　大枣十二枚（擘，去核）

上五味，以水六升，煮取二升，温服七合，日三服。

【方解】此为桂枝汤去大枣加黄芪而成，因病不在里，故不用甘草，倍用生姜，以助诸药达表。桂枝合芍药，以通经络，治未病也。

脉浮而紧，紧则为寒，浮者血虚，络脉空虚，贼邪不泻，或左或右，邪气反缓，正气即急，正气引邪，㖞僻不遂，芪芍桂酒汤主之。

【注释】风中于络，营气不行，络脉空虚，不能荣养，因而拘急；热在于络，络热乃缓；急缓相引，发为口㖞。

芪芍桂酒汤方

黄芪五两　芍药三两　桂枝三两

上三味，以苦酒一升，水七升，相和，煮取三升，温服一升，当心烦，服至六七日乃解。若心烦不止者，以苦酒阻故也。

【方解】治中风者，常用黄芪补卫气、行卫气、固腠理；芍药通营气，主泻络热；桂枝主通经脉。中风虽用桂枝，不在于发汗退热，故不需啜粥温覆以求汗。

风中于络脉者，芍药先于桂枝；风中于经脉者，桂枝先于芍药。

缓而不收者用苦酒敛之，痹而不通者用清酒通之，此物理也。

风邪适中经络，四肢才觉重滞，即导引、吐纳、针灸、膏摩，勿令九窍闭塞，宜桂枝加黄芪汤主之。

【注释】风中四肢经络，经络有热则脉缓，脉缓则四肢重滞，宜即针灸、膏摩等，使营卫通行。

桂枝加黄芪汤方

桂枝三两　芍药三两　甘草二两（炙）　生姜三两（切）　大枣十二枚（擘，去核）　黄芪三两

上六味，以水八升，煮取三升，温服一升，日三服。

【方解】桂枝加黄芪汤主治风中经络，病趋向里，故不去甘草，亦不倍用生姜。

风家，手足不收，大肉枯槁者，病在肉也，桂枝芍药知母汤主之。

【注释】久病风者，名曰风家。肌肉失于荣养，则手足痿而不用。

桂枝芍药知母汤方

桂枝三两　芍药三两　甘草二两（炙）　生姜三两（切）　大枣十二枚（擘，去核）　知母四两　人参三两　黄芪三两　白术五两　附子二枚（炮，去皮）

上十味，以水七升，煮取三升，温服一升，日三服。

【方解】脾主肉，但脾虚肌弱者，建中汤主之可也。其手足不用者，建中汤之力不逮，需桂枝芍药知母汤。此方为桂枝汤加知母、参、芪、术、附而成，方中桂枝合芍药以通经络，知母泻肉热，黄芪合人参以补脾生肌；白术合附子名术附汤，暖肌补中益精气。亦可用黄芪建中汤。

风家，手足拘挛，难以屈伸者，病在筋也，乌头汤主之。

【注释】手足拘挛，难以屈伸者，名曰筋缩，筋失荣养故也。

乌头汤方

黄芪三两　桂枝三两　芍药三两　甘草二两（炙）　川乌五枚（咬咀，以蜜二升，煎取一升，即出乌头）

上五味，咬咀四味，以水三升，煮取一升，去滓，纳蜜煎中，更煎之，服七合。不知，尽服之。

【方解】此方即桂枝加黄芪汤去姜、枣加乌头而成，去姜、枣者不欲其缓，加乌头以柔筋。《素问·生气通天论》云"阳气者，精则养神，柔则养筋"，即谓此也。

二、中寒

脉弦而紧，寒气厥逆，恶寒而痛，不欲食，即为中寒。

【注释】中风者，荣卫不行，故以肢体不用为主；中寒者，寒邪直中于里，寒性收引，故中寒以疼痛为主。

心胸中大寒痛，心痛彻背，背痛彻心者，乌头丸主之。

【注释】此证属寒中于胸。胸为心阳所在，心为阳中之至阳，心阳不足，则一身之阳亦不足，故胸痛彻背，背痛彻胸。

乌头丸方

乌头二分（炮）　附子二分（炮，去皮）　干姜一分　蜀椒一分（炒，去汗）　桂枝一分

上五味，末之，蜜丸如梧子大，先食服一丸，日三服。

【方解】寒在心胸，故用桂枝温心阳，蜀椒散胸寒，佐以乌、附、姜，则上、中、下三焦之寒皆可去，此为除寒最强组合。制以丸剂，欲其缓缓而下也。

中寒，绕脐痛，若发则自汗出，手足厥冷，其脉沉弦者，大乌头煎主之。

【注释】此证属寒中于腹。

大乌头煎方

乌头大者五枚

上一味，以水三升，煮取一升，去滓，纳蜜二升，煎令水气尽，取二升，强人服七合，弱人服五合。不瘥，明日更服，不可一日再服。

【方解】乌头用五枚，功盖姜、椒、附，加姜、椒亦可。

中寒，腹中痛，逆冷，手足不仁，身疼痛者，乌头桂枝汤主之。

【注释】此证属表里俱中寒，寒中于里则腹中痛，寒中于表则身疼痛，治当表里双解。

乌头桂枝汤方

乌头大者五枚（熬去皮，不㕮咀）

上一味，以蜜二升，煎减半，煮取一升，去滓，以桂枝汤五合解之，得一升后，初服二合，不知，即取三合；又不知，复加至五合。其知者，如醉状，得吐者，为中病。

【方解】大乌头煎散里寒，桂枝汤解表。此方可治寒痹。

腹中寒，上冲皮起，出见有头足，上下痛不可触近者，大建中汤主之。

【注释】腹中寒气，上冲皮起，是名寒疝。疝者，包鼓如小山也。

夫热胀冷缩，物之常理，寒何以疝？必因寒性收引，大腑拘挛成团而起疝，试触之，必坚硬如石，非似热胀之漫肿。

大建中汤方

蜀椒二合（炒，去汗）　干姜四两　人参二两　胶饴一升

上四味，以水四升，先煮三物，取二升，去滓，纳胶饴一升，微火煎取一升半，分温再服；如一炊顷，可饮粥二升，后更服，当一日食糜，温覆之。

【方解】前数条中寒者，皆寒中于里，属实证，故君用乌头；本证则以里虚为主，故用姜、椒温中，参饴建中。若痛甚者，亦可加乌头煎。

三、中燥

伤于燥，发为咳，因咳而肺痿者，麦门冬汤主之。若不咳，其人多涎唾者，细辛汤主之。

【注释】燥易伤津，肺为嫩脏，津伤则肺气不利，发而为咳，久咳不止，正气转虚，发为肺痿，咳吐涎沫，属阴虚者麦门冬汤主之，属阳虚者细辛汤主之。

麦门冬汤方
麦门冬二升　半夏一升　人参三两　甘草二两（炙）　生姜三两（切）　大枣十二枚（擘，去核）

上六味，以水一斗二升，煮取四升，温服一升，日三夜一服。

细辛汤方
细辛三两　人参三两　甘草二两（炙）　生姜三两（切）　大枣十二枚（擘，去核）

上五味，以水六升，煮取三升，去滓，分温三服。

【方解】此即人参汤加细辛而成，细辛温肺。一云生姜作干姜，可从。

四、中湿

中湿，骨节疼烦，脉沉而细者，名湿痹，白术附子汤主之。

【注释】湿邪直中关节，骨节疼烦，名曰湿痹，白术附子汤主之。湿郁化热，关节肿而热者，名曰历节，宜加防己、知母、薏苡仁；痛剧者，不可屈伸，宜加乌头、防风，防风能解附子毒。

白术附子汤方
白术四两　附子三枚（炮，去皮）　甘草二两（炙）　生姜三

两（切）　大枣十二枚（擘，去核）

上五味，以水六升，煮取三升，去滓，分温三服。一服觉身痹，半日许再服，三服都尽，其人如冒状，勿怪，即是术附并走皮中，逐水气，未得除故耳。

【方解】此方即甘草附子汤去解表之桂枝而成，亦名术附汤。方用白术去湿，附子温经通络。

湿痹缓急者，薏苡附子散主之。

【注释】湿痹缓急者，谓湿痹时轻时重，不论轻重，皆可以薏苡附子散主之。

薏苡附子散方

薏苡仁十五两　大附子十枚（炮）

上二味，杵为散，服方寸匕，日三服。

【方解】治湿痹者，白术化湿，附子止痛（乌头更佳），知母除肉热，薏苡仁除筋热。若有表寒宜加麻黄，有表热者宜加桂枝，素有内热者加石膏，不外乎如是。

五、中暑

伤于暑，名暍病。中暍者，身重而疼痛，其脉弦细芤迟。小便已，洒洒然毛耸，手足逆冷；小有劳，身即热；口渴，前板齿燥者，白虎加人参汤主之。

【注释】暑为大热，热则脉缓，故中暑者，身重而痛；壮火食气，故脉弦细芤迟，手足冷，小便已毛耸，劳即发热；暑热伤津则口渴，齿燥。

中暑虽有身重，有别于中风之四肢重滞；中暑亦有身痛，亦有别于表里中寒之身痛。

白虎加人参汤方

知母六两　石膏一斤（碎，绵裹）　甘草二两（炙）　粳米六

合 人参三两

上五味，以水一斗，煮米熟，汤成，去滓，温服一升，日三服。

【方解】热淫于内，治以白虎汤；气耗于火，加人参以补之，此即白虎加人参汤。

六、中火（毒）

阳毒之为病，脉浮，发热恶寒，面赤斑斑如锦纹，咽喉痛，唾脓血，麻黄升麻汤主之。阴毒之为病，不发热，面目青，身痛如被杖，咽喉痛，升麻鳖甲汤主之。

【方解】伤于火（毒）者，名为阳毒；中于火（毒）者，名为阴毒。阳毒有发热（表证），阴毒不发热。

麻黄升麻汤方

麻黄三两　桂枝二两　甘草二两（炙）　生姜三两（切）　大枣十二枚（擘，去核）　升麻四两

上六味，以水六升，煮取三升，分温三服。

【方解】此即麻黄桂枝汤加升麻而成。

升麻鳖甲汤方

升麻二两　鳖甲一两　桔梗一两　甘草二两

上四味，以水三升，煮取一升，顿服之。

【方解】阴毒无表证，故治阴毒宜用阳毒方去解表之麻桂，因不需发汗，故再去姜、枣，加鳖甲搜剔阴络之热。若脓已成者，加桔梗排脓。

《金匮》载升麻鳖甲汤有当归，考阴阳毒属热病，当归性温助热，不宜于本病。因其人唾脓血，故用桔梗排脓为佳。

第七章　其他内伤杂病辨证

第一节　辨妇人病脉症并治

一、妊娠病

妇人经断不行，诊得平脉，阴脉小弱，其人呕，不能食，无寒热，名妊娠，于法六十日当有此证。设有医治逆者，却一月，加吐下者，则绝之。

【注释】妇人，始为经断，继而呕不能食，却无寒热，则需考虑妊娠。若发热而经断，需疑热入血室；若发热而呕，则可能病属少阳。今妇人脉自和（阴脉小弱），不属病态，当为妊娠。妊娠当养胎，若违者，以为伤寒，或汗或吐或下，中气内伤，胎不受养，难免流产。

妊娠，吐下不止者，干姜人参半夏丸主之。

【注释】妊娠，胞阻于中，脏腑经络受阻，胃气不降则呕不止，宜小半夏汤主之；医见呕吐，误为伤寒，按法治之，却吐下不止，治宜加干姜温脾止利；吐下之后，必无完气，故用人参益气。

干姜人参半夏丸方

干姜一两　人参一两　半夏二两

上三味，末之，以生姜汁糊为丸，如梧子大，饮服十九，日三服。

【方解】此即小半夏汤加干姜、人参而成，因呕，故用半夏合生姜宣胃止呕；下利不止，故加干姜温中；吐下之后，正气不足，故加人参益气。

《千金方》云："妇人妊娠经水闭，血脉不通，水渍于脏，故呕而头眩也。"其治妊娠恶阻喜用半夏茯苓汤（半夏、茯苓、生姜、橘皮等）。

干姜人参半夏丸主治吐下不止者，属寒证，无里热，亦无寒热错杂，与半夏泻心汤主治"痞、呕、利"可资鉴别。

妇人经断未及三月而得漏下不止者，衃也。经水断者，胎也，所以血不止者，其癥不去故也，当下其癥，桃仁丸主之。

【注释】妇人妊娠，经断不行，未及三月而漏下不止者，必因胞宫素有癥痼，血不归经而漏下，法当先下其癥，因有身孕，不得用下瘀血汤，故用桃仁丸小下之。

桃仁丸方
桃仁（去皮尖）　当归　芍药　川芎各等分

上四味，末之，炼蜜和丸，如兔屎大，每日食前服一丸。不知，加至三丸。

【方解】桃仁活血化瘀，归、芍安胎。若无妊娠，可用下瘀血汤（抵当汤）直下其癥。

妊娠五六月，腹中痛，或下血者，为胞阻，胶艾汤主之。

【注释】《脉经》云，妊娠下血者，名曰胞漏。妊娠腹痛者，名曰胞阻。妊娠腹痛下血分两种：癥痼所致腹痛，属病理性，治用桃仁丸；胞阻所致腹痛，属生理性，治用胶艾汤。

伤寒腹中痛者，为表热入于阴经所致；妊娠腹中痛，无表热，其痛必因于寒。寒性收引，故腹痛；血不归经，故下血。胞阻非气滞而致，气滞者当烦而闷。

胶艾汤方
阿胶二两　艾叶三两　当归三两　芍药三两　川芎三两

上五味，以水六升，先煮四味，煮取三升，去滓，纳胶，令消尽，温服一升，日三服。不瘥，更作。

【方解】艾叶温胞散寒，归、芍、芎安胎，阿胶止血。若下血不止者，宜加葱白升提。

胞宫有疾，胎动不安者，必合用当归、芍药、川芎以安胎。后世四物汤，即归、芍、芎加地黄而成，地黄性寒，轻易不用，必欲用之，宜加酒煎。

温中之药，尚有干姜、附子、吴茱萸，为何胞阻用艾叶不用吴茱萸、干姜？试为之辨：干姜入脾，主治下利清谷；附子入肾，主治恶寒四逆；吴茱萸入肝，主治手足厥寒；艾叶入胞宫，主治宫寒腹痛下血。

一云本方有甘草，甘草妨胎，慎之。张仲景妊娠诸方，几未用甘草者，犹妇人诸病皆不用附子，恐附子耗血也。

妊娠七月，腹满，不得小便，从腰以下重，如有水状，此名转胞，不得溺也，以胞系了戾，故致此病，但利小便则愈，当归芍药散主之。

【注释】妊娠转胞，膀胱不利，故小便不利而腹满，治当复胎位，利小便。

当归芍药散方

当归半斤　芍药一斤　川芎半斤　泽泻半斤　茯苓四两　白术四两

上六味，杵为散，取方寸匕，酒和，日三服。

【方解】当归、芍药、川芎养胎复位，泽泻、茯苓、白术利小便以除腹满。

妇人怀娠六七月，脉弦发热，其胎愈胀，腹痛恶寒者，少腹如扇，所以然者，子脏开故也，当归散主之。

【注释】妊娠，胞阻于里，气滞化热，故发热；热则胀而腹痛；胀则子脏开，故恶风寒，如被扇者；此属胞中寒热错杂证。治胞阻者，胶艾汤偏于寒证，当归散则偏于热证。

当归散方

当归　芍药　川芎　黄芩各一斤　艾叶半斤

上五味，杵为散，酒饮服方寸匕，日再服。妊娠常服即易产，胎无疾苦；产后百病悉主之。

【方解】安胎必用当归、芍药、川芎，胞热加黄芩，胞寒加艾叶，本证热多于寒，故黄芩倍于艾叶。

妇人怀胎，一月之时，足厥阴脉养；二月，足少阳脉养；三月，手心主脉养；四月，手少阳脉养；五月，足太阴脉养；六月，足阳明脉养；七月，手太阴脉养；八月，手阳明脉养；九月，足少阴脉养；十月，足太阳脉养。诸阴阳各养三十日活儿，手太阳、少阴不养者，以其下主月水，上为乳汁，活儿养母。怀娠者，不可灸刺其经，必堕胎。

【注释】血藏于肝，注于冲脉，入于血室任脉，故肝血者，上为乳汁，下为月水，冲任血盛，月事乃下，故能妊子。肝血不通，名曰肝着，月事以停，乳瘀或痛，时欲人蹈其胸上。肝着者宜调其冲任，其乳汁不下者，旋覆（即金沸草）主之；月水不下者，桃仁主之；冲脉不通者，葱叶主之。此三药者，肝与冲任皆可调之，实则加枳、芍，虚则加归、芍。

妇人妊娠，肝血以荣，月事乃停；及至产后，乳汁得下，若其人实者，月事复来；若乳中虚者，断奶后复潮。

《本经》载："旋覆花，味咸温，主结气，胁下满，惊悸，除水，去五脏间寒热，补中下气。一名金沸草。"旋覆花与金沸草同源，一为茎，一为花，考旋覆花色黄，金沸草色青，欲入肝者，宜用金沸草为佳，或茎花并用为宜。

葱叶者，亦色青入肝胆，其形中空似管，故可治胆管、冲脉之疾。

附：金沸草汤方

金沸草三两　葱十四茎　桃仁三两

上三味，以水三升，煮取一升，顿服。

二、产后病

问曰：新产妇人有三病，一者病痉，二者病郁冒，三者大便难，何谓也？师曰：新产血虚，多出汗、喜中风，故令病痉；亡血复汗、寒多，故令郁冒；亡津液，胃燥，故大便难。

【注释】妇人产后三病，皆因产中出血亡津液之故，治宜养营补血，养营宜芍药，补血宜当归，更加川芎以行气，人参补虚。痉者加栝楼根，冒者加当归生姜羊肉汤，大便难者加麻子仁，此皆随症治之。

产妇，腹痛，脉微弱者，血虚故也，当归生姜羊肉汤主之。

【注释】此为产后虚证腹痛。

当归生姜羊肉汤方

当归三两　生姜五两　羊肉一斤

上三味，以水八升，煮取三升，温服一升，日三服。亦主产后郁冒。

【方解】当归、生姜、羊肉，此皆食材，若无羊肉，用猪肝亦可（羊肉、猪肝均廉于阿胶）。

产后腹满痛，烦满不得卧者，枳实芍药散主之。不愈者，此为腹中有干血着脐下，宜下瘀血汤主之。

【注释】产后不当腹满，若满者属气机未复；产后腹痛，或为血虚，或为血瘀。血虚宜补，用当归生姜羊肉汤；血瘀宜下，用下瘀血汤。

枳实芍药散方

枳实（烧令黑，勿太过）　芍药各等分

上二味，杵为散，以麦粥服方寸匕，日三服。

【方解】腹满本宜用承气，只因产后多血虚，故用枳实以破气，更加芍药以缓急。

下瘀血汤方

大黄二两　桃仁二十枚（去皮尖）　䗪虫二十枚（熬，去足）

上三味，末之，炼蜜和为四丸，以酒一升，煎一丸，取八合，顿服，新血下如豚肝。

【方解】产后血虚腹痛，其人少气，治宜当归生姜羊肉汤；若口燥，但欲漱口不欲咽者，多为血瘀，治宜活血化瘀，方用下瘀血汤（此方与抵当汤有异趣）。

产后七八日，无太阳证，少腹坚痛，此恶露不尽，结在血室，桃仁丸主之，不愈，下瘀血汤主之。若不大便，烦躁发热，日晡所剧，不食，食则谵语，至夜即愈者，桃核承气汤主之。

【注释】伤寒热入血室，表未解者桃核承气汤主之，表解者抵当汤主之。产后恶露不尽者，血室有瘀血，无热者下瘀血汤主之，有热者，桃核承气汤主之。

妇人乳中虚，烦乱呕逆，安中益气者，橘皮竹茹汤主之。

【注释】乳汁为营血所化，妇人产后哺乳，营阴不足则烦，宜补益中焦以益生化之源。

橘皮竹茹汤方
橘皮二升　竹茹二升　大枣三十枚（擘，去核）　生姜半斤（切）甘草五两（炙）　人参一两

上六味，以水一斗，煮取三升，温服一升，日三服。

【方解】《本经》载橘皮"味辛，温，主胸中瘕热逆气，利水谷"。《名医别录》载竹茹"气微寒，味甘，无毒，主呃，寒热，吐血崩中"。橘皮行气，竹茹除烦，合以人参汤补中益气，故能治产后虚热。

三、妇人杂病

师曰：妇人之病，因虚、积冷、结气，为之经水断绝，至有历年，血寒积结胞门。寒伤经络，凝坚在上，如有炙脔，呕吐涎唾，久成肺痿，形体损伤。在中盘结，绕脐寒疝，或两胁疼痛，与脏相连；或结热中，痛在关元，脉数无疮，肌若鱼鳞，时着男子，非止女身。在下为多，经候不匀，冷阴掣痛，少腹恶寒，或引腰脊，下根气街，气冲急痛，膝胫疼烦，奄忽眩冒，状如厥癫，或有郁惨，悲伤多嗔，此皆带下，非有鬼神。久则羸瘦，脉虚多寒，三十六病，千变万端，审脉阴阳，虚实紧弦，行其针药，治危得安，其虽同病，脉各异源，子当辨记，勿谓不然。

【注释】妇人之病，经带胎产是也，其证腹痛第一，下血第二，详其病机，不外寒、热、瘀、虚四端。寒者温之，可与吴茱萸、艾叶、干姜；热者寒之，可与黄芩、丹皮、升麻；瘀者通之，可与桃仁、蟅虫；虚者补之，可与当归、芍药、阿胶。诸方变化，不外乎此。

妇人少腹冷，恶寒久，年少者得之，则无子；年大者得之，则绝产。

问曰：妇人病下利，而经水反断者，何也？师曰：但当止利，经自当下，勿怪。所以利不止而血断者，下利亡津液，故经断。利止，津液复，经当自下。

妇人血下，咽干而不渴，其经必断，此荣不足，本自有微寒，故不引饮。渴而引饮者，津液得通，荣卫自和，其经必复下。

妇人经水不利，少腹满者，枳实芍药散主之。经水闭，子脏坚癖，中有干血，下白物不止者，桂枝茯苓汤主之。

【注释】血不利则为水，故经水闭而下白物不止，治宜活血通经利水。

桂枝茯苓汤方
桂枝　茯苓　桃仁（去皮尖）　当归　芍药各三两
上五味，以水六升，煮取三升，温服一升，日三服。

【方解】此方即桃仁丸加桂枝、茯苓而成，桃仁丸活血化瘀；以心主血脉，故用桂枝通经；血不利则为水，故加茯苓利水。

妇人少腹满如墩状，小便微难而不渴，此为水与血俱结在血室也，大黄甘遂汤主之。

【注释】满者，属气滞，枳实芍药散主之。痛者，属血结，下瘀血汤主之；痛而有形者，属水血互结，宜大黄甘遂汤。

大黄甘遂汤方
大黄四两　甘遂二两　阿胶二两
上三味，以水三升，先煮大黄、甘遂，取一升，纳胶烊化，顿服之，其血当下。

【方解】此为破血逐水之峻方，大黄破结，甘遂逐水，阿胶补血止血。

妇人陷经，漏下黑血不止，少腹恶寒，或痛引腰脊者，温经汤主之。

【注释】陷经，属宫寒，故少腹寒痛，治宜温宫；因漏下不止，故需补虚。

温经汤方

阿胶三两　艾叶三两　当归三两　芍药三两　川芎三两　吴茱萸一升　人参三两　生姜三两（切）　大枣十二枚（擘，去核）甘草二两（炙）

上十味，以水一斗，先煮九味，煮取三升，纳胶烊化，分温三服。亦主妇人经水不利，至期不来，或月水来过多，或少腹寒，久不受胎。

【方解】此方由胶艾汤合吴茱萸汤而成。吴茱萸温肝（血），艾叶暖宫，当归、芍药、川芎、阿胶四物补血止血，人参、生姜、大枣三物益气，使气血生化有源。若漏下不止者，可加葱白升提。

经水不利，至期不来者，必血少故也；月水来过多者，阳虚不能固摄故也；久不受胎者，宫寒也；凡此诸证，皆宜温经养血，温经汤主之。妇人杂病总以虚冷多见，常宜温血。温经汤长于温血，活血化瘀非其所长。

妇人有妊娠下血者，有半产后因续下血不绝者，胶艾汤主之；有陷经漏下者，温经汤主之。

问曰：妇人年五十所，反下血数十日不止，暮即发热，少腹里急，腹满，手掌烦热，唇口干燥，何也？师曰：此病曾经半产，瘀血在少腹不去，何以知之？其证唇口干燥，故知之。

【注释】妇人五十许，天癸当绝，不当下血，今反下血，数十日不止者，必有隐患。以其少腹里急、唇口干燥，故知当有瘀血；瘀血属阴邪，故暮即发热、手掌烦热。治宜大黄䗪虫丸。

妇人咽中如有炙脔，时欲呕者，半夏厚朴汤主之。

【注释】师曰："妇人之病，因虚、积冷、结气……寒伤经络，凝坚在上，如有炙脔，呕吐涎唾，久成肺痿，形体损伤"，治当散寒除结，方用半夏厚朴汤。

半夏厚朴汤方

半夏一升（洗，去滑）　生姜五两（切）　厚朴三两　杏仁七十个（去皮尖）　射干三两

上五味，以水七升，煮取四升，分温四服，日三夜一服。

【方解】方中半夏宣发，杏仁、厚朴肃降，射干利咽。咽痛生疮者加升麻，疮烂化脓者加桔梗。半夏、杏仁、厚朴为通利肺气之药对。

妇人脏躁，喜悲伤欲哭，象如神灵所作，数欠伸者，甘麦大枣汤主之。

【注释】《论》曰"阴气衰者为癫，阳气盛者为狂"。"喜悲伤欲哭"者，此即癫证。《经》曰"心有余则笑不休，不足则悲"，心气不足，故喜悲伤欲哭，治宜补心气，方用甘麦大枣汤。

甘麦大枣汤方

甘草四两（炙）　小麦一升　大枣十二枚（擘，去核）

上三味，以水六升，煮取三升，分温三服。

【方解】炙甘草补宗气，小麦补心气，大枣补脾益气。

第二节　辨男子虚劳病脉症并治

夫男子平人，脉大为劳，极虚亦为劳。

【注释】此论虚劳脉。虚劳脉大，大者空也，虚也。虚者为轻，极虚方称劳，故劳者，阴阳俱不足。虚劳，宜人参汤、肾气丸主之。

脉弦而大，弦则为减，大则为芤，减则为寒，芤则为虚，虚寒相搏，此名为革，妇人则半产漏下，男子则亡血失精。

【注释】虚劳者，阴阳俱不足，阴虚则羸瘦，阳虚生内寒。其在妇人，或因于半产，或因于漏下不止所致；其在男子，或因于亡血，或因于失精所致。治之之法，妇人宜温经汤，男子宜肾气丸。

男子面色薄者，主渴及亡血，卒喘悸，脉浮者，里虚也。

【注释】男子面无血色者，多为亡血，女子亦然。亡血属阴虚，阳随血亡，则阴阳俱不足，转为虚劳。

男子脉虚沉弦，无寒热，短气里急，小便不利，面色白，时目瞑，兼衄，少腹满，此为劳使之然。

【注释】脉虚沉弦，病在里也，里不足。小便不利，少腹满，短气里急者，肾不足；面色白，亡血也，血不足以荣肝，故目瞑；血不归经则衄。宜肾气丸主之。

劳之为病，其脉浮大，手足烦，春夏剧，秋冬瘥，阴寒精自出，酸削不能行。

【注释】劳为极虚，肾虚则畏寒、遗精；肾主骨，脾主肉，脾虚则肌肉不荣，四肢不用，羸瘦不能行。其手足烦热者，偏阴虚，春夏剧，秋冬瘥。宜肾气丸主之，天雄散亦主之。

男子脉浮弱而涩，为无子，精气清冷。

【注释】男子虚劳，失精，故无子。肾气丸主之。

夫失精家，少腹弦急，阴头寒，目眩，发落，脉极虚芤迟，为清谷亡血失精，天雄散主之。

【注释】男子以肾为本，虚劳则肾虚，肾气不足故失精，肾阳不足则阴头寒、下利清谷；精血互化，失精者血亦不足，故目眩、发落。

天雄散方

天雄三两（炮）　白术八两　桂枝六两　龙骨三两

上四味，杵为散，酒服半钱匕，日三服，不知，稍增之。

【方解】药症对应：少腹弦急，阴头寒——天雄；目眩、发落——白术；失精——龙骨。

加减法：下利清谷者加干姜，少气、不欲饮食者加人参。

脉得诸芤动微紧，男子失精，女子梦交，桂枝加龙骨牡蛎汤主之。

【注释】"男子失精，女子梦交"，此为互文，不论男女，皆因梦交而失精，治宜用龙骨牡蛎重镇其魂。

桂枝加龙骨牡蛎汤方

桂枝三两　芍药三两　甘草二两（炙）　生姜三两（切）　大枣十二枚（擘，去核）　龙骨三两　牡蛎三两

上七味，以水七升，煮取三升，分温三服。一云：人参汤加龙骨牡蛎各三两，可从。

【方解】今人多以此方治盗汗，实不敢苟同。本方用龙、牡以治失精者，非因龙牡固涩，乃因失精之所得，必由梦交，故张仲景用龙、牡以重镇安魂，观桂枝甘草龙骨牡蛎汤之治惊狂可知。若龙骨、牡蛎果有固表涩汗之功效，何以诸治漏汗者从未见张仲景用之？

失精家四症，为清谷、亡血、滑精、梦交，宜分治之：清谷用赤石脂、禹余粮，亡血宜赤石脂、灶中黄土，滑精宜山茱萸，梦交宜龙骨、牡蛎。以其极虚，加人参、鸡子黄佳。

男子平人，脉虚弱细微者，善盗汗也。

【注释】劳为极虚，营卫不足，故善盗汗，黄芪建中汤主之。

人年五六十，其病脉大者，痹侠背行，为劳得之。

【注释】年五六十者，体自衰；其腰背痛者，劳损所致，宜补肾强骨，天雄散主之。

脉沉小迟，名脱气，其人疾行则喘喝，手足逆寒，腹满，甚则溏泄，食不消化也。

【注释】劳而短气，名曰脱气，仍宜建中。若头眩欲扑地者，加龙、牡佳。

虚劳里急，腹中痛，四肢酸疼，手足烦热，咽干口燥，小建中汤主之。

【注释】此证亦腹痛里急为主，故用小建中汤。呕家不可用建中汤，以甜故也。

若论补虚，炙甘草汤更佳，此方中炙甘草补宗气，桂枝温心阳，生地补肾阴，麦冬补肺，阿胶补肝，人参补脾，五脏俱补也。建中者，只补中焦，不及炙甘草汤。

小建中汤方

桂枝三两　芍药六两　甘草二两（炙）　生姜三两　大枣十二枚（擘，去核）　胶饴一升

上六味，以水七升，煮取三升，去滓，纳胶饴，更上微火消解，温服一升，日三服。

阳脉涩，阴脉弦，法当腹中急痛，先与小建中汤；不瘥者，小柴胡汤主之。

【注释】阳脉涩，阴脉弦，木来克土也。治当先实脾，若不效者，再泻胆。补脾用小建中汤，泻胆用小柴胡汤。

虚劳里急，诸不足，黄芪建中汤主之。

【**注释**】虚劳里急腹中痛，小建中汤主之；更兼盗汗者，黄芪建中汤主之。

黄芪建中汤方

于小建中汤中加黄芪一两半。

虚劳，腰痛夹背，小便不利，少腹拘急，或精自下者，肾气丸主之。

肾气丸方

干地黄八两　山茱萸　山药各四两　泽泻　茯苓　牡丹皮各三两　桂枝　附子（炮）各一两

上八味，末之，炼蜜和丸，梧子大，酒下十五丸，日再服。

虚劳，虚烦不得眠，酸枣仁汤主之。

【**注释**】虚劳，魂不内敛，故不得眠。

酸枣仁汤方

桂枝　芍药　生姜各三两（切）　甘草二两（炙）　大枣十二枚（擘，去核）　酸枣仁二升

上六味，以水八升，先煮酸枣仁，得六升，纳诸药，煮取三升，分温三服。一云：人参汤加酸枣仁二升，可从。

【**注释**】此即桂枝汤加酸枣仁而成。通行本《金匮要略》酸枣仁汤有"酸枣仁二升、甘草一两、知母二两、茯苓二两、川芎二两"，组方杂乱无章，不合张仲景法度，疑非张仲景方，《脉经·虚劳篇》亦无此方证。虚劳虚烦不得眠者，阴阳俱虚，何以本方未见一补药？或谓本证乃肝血虚证，试问若果为肝血虚，何以不用当归、阿胶？仲景治虚劳诸方，多以桂枝汤为本，故酸枣仁汤者，亦以桂枝汤为本，加酸枣仁敛魂。加龙骨、牡蛎尤佳。

桂枝加龙骨牡蛎汤重镇安神，治梦交失精；酸枣仁汤君用酸枣仁，主治神魂涣散之不得眠。

五劳七伤，羸瘦腹满，不能饮食，肌肤甲错，两目黯黑者，内有干血也，缓中补虚，大黄䗪虫丸主之。

【注释】五劳者，久视伤血、久卧伤气、久坐伤肉、久立伤骨、久行伤筋；七伤者，饥伤、食伤、饮伤、忧伤、房室伤、劳伤、经络荣卫气伤。其症"肌肤甲错，两目黯黑"，虽羸瘦却腹满，复不能饮食。

大黄䗪虫丸方

大黄十分（蒸）　黄芩二两　甘草三两　桃仁一升　杏仁一升　芍药四两　干地黄十两　干漆一两　虻虫一升　水蛭百枚　蛴螬一升　䗪虫半升

上十二味，末之，炼蜜和丸小豆大，酒饮服五丸，日三服。

【方解】此为活血化瘀轻剂。一云方名当作大䗪虫丸，不用大黄。此方君药为地黄与䗪虫，名为地黄䗪虫丸更佳。

瘀血急证宜下瘀血汤或抵当汤，癥瘕宿疾宜大黄䗪虫丸；瘀血热结急证宜桃核承气汤，久瘀郁热宜大黄䗪虫丸。

第三节　辨杂病脉症并治

病人胸满，唇痿舌青，口燥，但欲漱水，不欲咽，无寒热，脉微大而迟，腹不满，其人言我满，为有瘀血。

【注释】此辨瘀血证。血瘀在里，当有痛处，其人自觉痞满；血行受阻，不能荣养，故唇痿、舌青、口燥，虽渴，并无津亏，故但欲漱口不欲咽。故痛、满、渴不欲饮，为辨瘀血证之确症。

病者如热状，烦满，口干燥而渴，其脉反无热，此为阴伏，是瘀血也，当下之。

【注释】瘀血属阴邪，本不发热，因其人烦满，故"如热状"。瘀血当下之，抵当汤主之，下瘀血汤亦主之，轻证可用大黄䗪虫丸。

问曰：病有积、有聚、有槃气，何谓也？师曰：积者，脏病也，终不移；聚者，腑病也，发作有时，辗转痛移，为可治；槃气者，胁下痛，按之则愈，复发，为槃气。诸积大法：脉来细而附骨者，乃积也。寸口，积在胸中；微出寸口，积在喉中。关上，积在脐旁；上关上，积在心下；微下关，积在少腹。尺中，积在气冲；脉出左，积在左；脉出右，积在右；脉两出，积在中央；各以其部处之。

【注释】《经》曰："肝之积，名曰肥气，在左胁下，如覆杯，有头足如龟鳖状。""心之积，名曰伏梁，起于脐上，上至心，大如臂。""脾之积，名曰痞气，在胃脘，覆大如盘，久久不愈，四肢不收，黄瘅，食饮不为肌肤。""肺之积，名曰息贲，在右胁下，覆大如杯，久久不愈，病洒洒寒热，气逆喘咳，发肺痈。""肾之积，名曰奔豚，发于少腹，上至心下，如豚奔走之状，上下无时。"

积者属脏病，聚者属腑病。其在脏者，藏而不泻，故痛而不移；其在腑者，泻而不藏，故辗转痛移。积聚者，始为寒，血为之凝，营卫不行，壅遏发热，肉为之腐，久久不愈，发为痈脓。

綮气者，痛在胁下，按之则愈者，属胆虚，胆寒传于脾胃，故当腹满或大便难。

积聚，久久不愈者，必发为痈脓。

诸浮数脉，应当发热，而反洒淅恶寒，若有痛处，当发其痈。

【注释】瘀血证，疼痛，若症见洒淅恶寒者，当发为痈。

诸滑数脉，滑则有积，数则为热，积热相搏，应当发热，而反洒淅恶寒，若有痛处，当发其痈。

【注释】瘀血阻于内，故脉滑；若脉数者，当发热，反洒淅恶寒者，痛处当发为痈。

诸痈肿，欲知有脓无脓，以手掩肿上，热者为有脓，不热者为无脓。脓未成，可下之；脓已成，不可下也。

【注释】此辨瘀血化脓与否。瘀血在里，营气不行，郁而化热，肉为之腐，化而成脓。

寒实结胸，无热证者，与三物白散。

【注释】寒实结胸，积在于肺，三物白散主之。若不及时治之，久则发为肺痈。

三物白散方

巴豆一分（去皮心，熬黑，研如脂）　贝母三分　桔梗三分

上三味，捣二味为散，纳巴豆更于白中杵之，以白饮和服。强人半钱匕，羸者减之。病在膈上必吐，在膈下必利。不利，进热粥一杯；利过不止，进冷粥一杯。

【方解】《本经》载巴豆"味辛温。主治伤寒，温疟，寒热，破癥瘕结坚积聚，留饮淡澼，大腹水胀，荡涤五脏六腑，开通闭塞，利水谷道，去恶肉，除鬼蛊毒注邪物"；贝母"味辛平。主伤寒烦热，淋沥邪气，疝瘕，喉痹，乳难，金疮，风痉"。三物白散以巴豆为君，破癥瘕积聚，贝母破胸中气结，桔梗排脓。

肺痈，脉滑数，口中辟辟燥，咳即胸中隐隐痛，或唾脓血，喘不得卧者，葶苈大枣泻肺汤主之。

【注释】此为肺痈脓未成者。

葶苈大枣泻肺汤方

葶苈子（熬令黄色，捣丸如弹子大）　大枣十二枚（擘，去核）

上二味，先以水三升，煮枣，取二升，去枣，纳葶苈，煮取一升，顿服，不可余药。

肺痈，咳而胸满，振寒脉数，咽干不渴，时出浊唾腥臭，久久吐脓如米粥者，脓已成也，桔梗汤主之。

【注释】此为肺痈脓已成者。

桔梗汤方

桔梗一两　甘草二两

上二味，以水三升，煮取一升，去滓，温分再服。

心腹胀满，卒痛如锥刺，气急口噤，停尸卒死者，三物备急丸主之。

【注释】积在肺者，三物白散主之；积在胃肠者，三物备急丸主之。若不及时治之，久则发为胃痈、肠痈。

三物备急丸方

巴豆一两（去皮心，熬，外研如脂）　大黄一两　干姜一两

上三味，先捣大黄、干姜为末，研巴豆纳中，合治一千杵，用为散，蜜和丸亦佳，密器中贮之，莫令气歇。以暖水若酒，服大豆许三四丸，或不下，捧头起，灌令下咽，须臾当瘥。如未瘥，更与三丸，当腹中鸣，即吐下，便瘥。若口噤，亦须折齿灌之。

胃痈，心下硬满而痛，不可近，按之石硬者，大陷胸汤主之。

【注释】此证名结胸，属积聚在于脾胃者。

大陷胸汤方

大黄六两　芒硝一升　甘遂一钱匕

上三味，以水六升，先煮大黄取二升，去滓，纳芒硝，煮一两沸；内甘遂末，温服一升。得快利，止后服。

脓已成者，不可下，宜排脓散主之。

【注释】胃痈当不欲食，反能食者，脓已成也，不可下之。

排脓散方

枳实十六枚（炙）　芍药六分　桔梗二分

上三味，杵为散，取鸡子黄一枚，以药散与鸡子黄相等，揉和令相得，白饮和服之，日一服。

【方解】此即枳实芍药散加桔梗而成。

肠痈，少腹肿痞，按之即痛如淋，小便自调，时时发热，自汗出，复恶寒者，大黄牡丹汤主之。

【注释】此为肠痈脓未成者。

大黄牡丹汤方

大黄四两　牡丹三两　桃仁五十个　瓜子半升　芒硝三合

上五味，以水六升，煮取一升，去滓，纳芒硝，再煎沸，顿服之。

【注释】大黄合芒硝攻下泻热，牡丹泻肠中血热，桃仁活血化瘀，瓜子仁破瘀排脓。无瓜子仁者，亦可用薏苡仁。

肠痈之为病，其身甲错，腹皮急，按之濡，如肿状，腹无积聚，身无热，脉数，此为腹内有痈脓，薏苡败酱散主之。

【注释】此为肠痈脓已成者。

薏苡败酱散方

薏苡仁十分　败酱草五分

上二味，杵末，取方寸匕，以水二升，煎减半，顿服。

【方解】《本经》载败酱草"味苦平。主暴热火创，赤气，疥瘙，疽痔，马鞍，热气"。肠中有脓，用败酱草以排脓，同气相求也；薏苡仁色白入大肠，功擅破脓。

跌阳脉微弦，法当腹满，不满者必便难，两胁疼痛，名曰縈气，此虚寒从下上也，以温药服之。

【注释】"阳脉涩，阴脉弦，法当腹中急痛，先与小建中汤"，此为脾虚；"跌阳脉微弦，法当腹满，不满者必便难，两胁疼痛"，此为胆虚，胆寒及胃，法当腹满或便难。

胁下偏痛，其脉紧弦，此寒也，以温药下之，宜大黄附子汤。

【注释】"跌阳脉微弦，法当腹满，不满者必便难，两胁疼痛"，故病縈气者，除胁下痛外，当有腹满或大便难。

通行本《金匮要略》本条作"胁下偏痛，发热，其脉紧弦，此寒也，以温药下之，宜大黄附子汤"，恐有错简，本证不当发热，若发热则属大柴胡汤证。考《脉经》载本条即无"发热"二字，可与佐证。

大黄附子汤方

大黄三两　附子三两　细辛二两

上三味，以水五升，煮取二升，去滓，分温三服，一服后，如人行四五里，再进一服。

【方解】胁痛或腹满大便难者，攻以大黄治标；胆有寒者，温以辛、附治本。细辛入肺，不如用干姜，可防大黄攻下伤脾胃。更加蜀椒佳。

胁下癥瘕，有头足如龟鳖状，宜鳖甲煎丸主之。

【注释】胁下寒积，营卫不行，发为癥瘕。

鳖甲煎丸方

鳖甲十二分（炙）　乌扇三分（烧）　黄芩三分　柴胡六分鼠妇三分（熬）　干姜三分　大黄三分　芍药五分　桂枝三分　葶苈一分（熬）　石韦三分（去毛）　厚朴三分　牡丹五分（去心）

瞿麦二分　紫葳三分　半夏一分　人参一分　蟅虫五分（熬）　阿胶三分（炙）　蜂巢四分（炙）　赤硝十二分　蟋螂六分（熬）桃仁二分

上二十三味，为末，取锻灶下灰一斗，清酒一斛五斗，浸灰，候酒尽一半，着鳖甲于中，煮令泛烂如胶漆，绞取汁，纳诸药，煎为丸，如梧子大，空心服七丸，日三服。

肝着，其人常欲蹈其胸上，先未苦时，但欲饮热，旋覆花汤主之。

【注释】肝血者，上为乳汁，下为月水。肝血不通，名曰肝着，发为乳胀，故常欲蹈其胸上。肝着者，初为寒，故"先未苦时，但欲饮热"，栝蒌薤白半夏汤主之（加贝母、枳实佳）；继为痛，喜冷饮，当归贝母苦参丸主之（加升麻佳）；若脓成者，复欲饮热，旋覆花汤主之（加桔梗佳）。

旋覆花汤方
旋覆花三两　葱十四茎　鳖甲一两
上三味，以水三升，煮取一升，顿服。

【方解】《本经》载旋覆花"味咸温。主结气胁下满、惊悸，除水，去五脏间寒热，补中下气"。旋覆花（金沸草）散结破脓，引而下行；葱叶色青入肝胆，其形中空似血管，即通道也。通行本有"新绛少许"，疑为麝香。

小便不利，其人苦渴者，栝蒌瞿麦丸主之。

【注释】此为肾积。小便不利而消渴者，五苓散主之，此气化不利也。若积聚在里，则小便闭而渴，五苓散之力不逮，须栝蒌瞿麦丸主之。

栝蒌瞿麦丸方
栝楼根二两　瞿麦一两　茯苓三两　白术三两　附子一枚（炮）
上五味，末之，炼蜜丸梧子大，饮服三丸，日三服，不知，增至七八丸，以小便利，腹中温为知。

【方解】《本经》载瞿麦"味苦，寒。主关格，诸癃结，小便不通。出刺，决痈肿，明目，去翳，破胎堕子，下闭血"。茯苓、白术利水燥湿，栝楼根止渴，附子温阳散结。

肾痈，小便不利，从腰以下有水气者，牡蛎泽泻散主之。

【注释】此为肾痈，积聚久久，化而为痈。

牡蛎泽泻散方

牡蛎（熬）　泽泻　蜀漆（暖水洗去腥）　葶苈子（熬）　商陆根（熬）　海藻（洗去咸）　栝楼根各等分

上七味，异捣，下筛为散，更于臼中治之，白饮和服方寸匕，日三服。小便利，止后服。

【方解】若有缺药，可易以冬葵子、椒目、车前子、黑丑辈，此皆色黑入肾者。

小腹弦急，痛引脐中，小便不利，腹满，口舌干燥者，己椒苈黄丸主之。

【注释】此为淋病，亦属膀胱之痈。
肠痈与膀胱痈皆少腹急痛，所不同者，肠痈小便自利，膀胱痈小便癃闭。

己椒苈黄丸方

防己　椒目　葶苈（熬）　大黄各一两

上四味，末之，蜜丸如梧子大，先食饮服一丸，日三服，稍增，口中有津液。渴者，加芒硝半两。

【方解】大黄牡丹汤治谷道之痈，己椒苈黄丸治水道之痈。

肾痈，本小便难，饮食如故者，脓已成也，葵子茯苓散亦主之。

【注释】肾痈或膀胱痈，若脓已成，宜排脓，葵子茯苓散主之。冬葵子色黑，入肾与膀胱，尤佳。

葵子茯苓散方

葵子一斤　茯苓三两

上二味，杵为散，饮服方寸匕，日三服，小便利则愈。

【方解】《本经》载冬葵子"味甘寒，主五脏六腑寒热，羸瘦，五癃，利小便"。

吐血，泻心汤主之；吐血不止者，黄土汤主之。

【注释】《灵枢·百病始生》云："阳络伤则血外溢，血外溢则衄血；阴络伤则血内溢，血内溢则后血"，可知吐衄、下血之证，皆因络脉受伤。胃热伤络脉，发为吐血，故治以泻心汤。

黄土汤方
灶中黄土半斤（一半全用，一半筛末）　黄连一两
上二味，以水六升，煮取二升，温服七合，纳灶中黄土末方寸匕，日三服。一云有阿胶一两，可从。

【方解】此即泻心汤加灶中黄土而成，热在胃中，故用泻心汤除胃热；吐不止，故加灶中黄土重镇止吐。络脉伤，加芍药佳。

代赭石亦可重镇止噫，然性偏寒，不如灶中黄土色黄入胃，性温可防黄连太过苦寒。无灶中黄土者，血余炭亦可用。

便血，先便后血者，为远血，赤小豆当归散主之；先血后便者，为近血，薏苡败酱散主之。

【注释】此论便血，先便后血者，为远血，病在小肠；先血后便者，为近血，病在大肠，多为痔疮。

赤小豆当归散方
赤小豆三升（浸，令芽出，曝干）　当归三两
上二味，杵为散，浆水服方寸匕，日三服。

【方解】《本经》载赤小豆"味甘酸，平，无毒，主下水肿，排痈肿脓血"。赤小豆色赤入心与小肠，豆者属仁，其性善破，故可治小肠痈脓。

赤小豆当归散与薏苡败酱散皆可排肠道痈脓，然薏苡、败酱草偏于大肠，赤小豆偏于小肠。

夫肠道出血者，止血宜赤石脂（血余炭亦可）；属寒者加干姜、当归，属热者加黄芩、丹皮；大肠有脓用薏苡仁（色白入大肠），小肠有脓用赤小

豆（色赤入小肠）。

病金疮，王不留行散主之。

王不留行散方
王不留行十分（八月八日采）　蒴藋细叶十分（七月七日采）桑东南根白皮十分（三月三日采）　甘草十八分　川椒三分（除目及闭口者，去汗）　黄芩二分　干姜二分　芍药二分　厚朴二分

上九味，桑根皮以上三味烧灰存性，勿令灰过，各别杵筛，合治之为散，服方寸匕。小疮即粉之，大疮但服之，产后亦可服。如风寒，桑东根勿取之。三物皆阴干百日。

浸淫疮，从口流向四肢者，可治；从四肢流来入口者，不可治。

【注释】浸淫疮，属湿热，标在皮肉，本在脾胃，故治不外黄芩、黄连、黄柏除热，苦参、防己、白术祛湿。

浸淫疮，黄连粉主之。

【注释】方未见。

附：《千金方》三物黄芩汤方
黄芩二两　苦参二两　干地黄四两
上三味，以水八升，煮取二升，温服一升。
方中苦参除湿，黄芩清热，地黄养阴。内服可加黄柏，外洗可加黄连。